# Das Skript der Physiologie für Veterinärmediziner

## Teil 2

Blut
Herz
Kreislauf

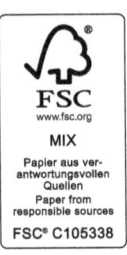

Bibliografische Information der Deutschen Nationalbibliothek: Die Deutsche Nationalbibliothek verzeichnet diese Publikation in der Deutschen Nationalbibliografie; detaillierte bibliografische Daten sind im Internet über dnb.dnb.de abrufbar.

© 2016 Katharina Ecker
Herstellung und Verlag:
BoD – Books on Demand, Norderstedt

ISBN 978-3-7392-3095-5

Geschützte Warennamen und Warenzeichen werden nicht besonders kenntlich gemacht. Durch das Fehlen kann demnach nicht geschlossen werden, dass es sich um einen freien Warennamen handele.

Das Werk, einschließlich aller seiner Teile, ist urheberrechtlich geschützt. Jede Verwertung außerhalb der engen Grenzen des Urheberrechtsgesetzes ist ohne schriftliche Zustimmung des Autors unzulässig und strafbar. Dies gilt insbesondere für elektronische oder sonstige Vervielfältigungen, Übersetzungen, Einspeicherung und Verarbeitung in elektronische Systeme und Verbreitung und öffentliche Zugänglichmachung. Alle Angaben in diesem Werk erfolgen trotz sorgfältiger Bearbeitung ohne Gewähr; eine Haftung des Autors ist ausgeschlossen.

## Inhaltsverzeichnis

| | |
|---|---|
| Blut | 2 |
| Herz | 97 |
| Kreislauf | 144 |

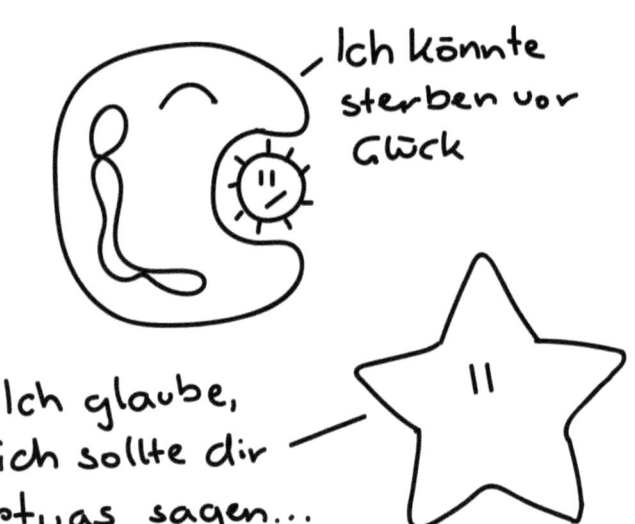

# Blut

## 1. Körperwasser

Der Körper besteht zu 45 – 75 % aus Wasser – abhängig vom Alter und dem Ernährungszustand eines Tieres. Junge Tiere haben einen erheblich größeren Wasseranteil als alte, Fett enthält nur 10 – 30 % Wasser und liegt damit deutlich unter anderen Geweben, beispielsweise der quergestreiften Muskulatur mit 70 – 80 %. Deshalb ist der prozentuelle Anteil an Wasser bei Tieren mit gut ausgebildeten Fettdepots wesentlich geringer als bei mageren.

Das Wasser im Körper verteilt sich in 2 Kompartimente, die intrazelluläre und die extrazelluläre Flüssigkeit. Die extrazelluläre Flüssigkeit, das sogenannte Milieu interieur, macht ungefähr 40 % des Gesamtwassers aus, etwa 20 % der Körpermasse, und verteilt sich auf das Blutplasma, die interstitielle Flüssigkeit, welche sich zwischen den Zellen befindet, und das transzelluläre Wasser in den Hohlorganen, wie Blase, Gastrointestinaltrakt und Gelenke. Zwischen dem Plasma und der interstitiellen Flüssigkeit wird intensiv Wasser und die darin gelösten Bestandteile ausgetauscht, um die Zellen zu versorgen und Stoffwechselendprodukte abzutransportieren. Der Austausch mit dem transzellulären Wasser kann nicht ganz so leicht stattfinden, da hier Epithelzellen zusätzlich zur Basalmembran die Kompartimente trennen. Dadurch kann es auch als Wasserreserve angesehen werden, welche im Fall des Vormagensystems beim Wiederkäuer große Ausmaße annehmen kann.

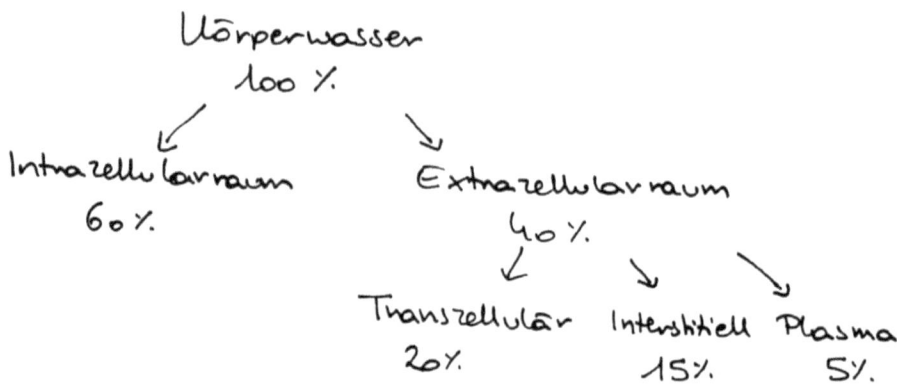

Gemessen werden kann das Volumen eines Flüssigkeitsraums indem eine Indikatorsubstanz eingebracht wird, welche sich gleichmäßig in diesem Raum verteilt. Anschließend wird die Konzentration dieser Substanz gemessen, woraus sich die Verdünnung ergibt. Dividiert man die Konzentration (mg/ml) durch die eingebrachte Menge (mg) der Substanz, so erhält man das Volumen (ml) des Flüssigkeitsraums.

Die Indikatorsubstanz muss jedoch einige Voraussetzungen erfüllen: Sie darf nicht toxisch und nicht per se im Flüssigkeitsraum vorhanden sein, darf nicht gespeichert oder verstoffwechselt werden und darf auch keinen Einfluss auf die Wasserverteilug haben.

## 1.1. Volumensregulation

Da jeder Organismus Wasser über verschiedene Wege abgibt, muss er auch dafür sorgen, dass er genauso viel wieder aufnimmt, um die Körperfunktionen aufrechterhalten zu können.

Wasser kann entweder mit dem Futter oder der Tränke aufgenommen werden, es entsteht allerdings auch bei Oxidationen Wasser. Beispielsweise wird aus $C_6H_{12}O_6$ bei Anwesenheit von Sauerstoff 6 $CO_2$ und 6 $H_2O$. Die Aufnahme von

Trinkwasser ist allerdings der wichtigste der 3 Mechanismen und kann in der Regel nicht ersetzt werden.

Abgegeben wird Wasser über die Haut, die Atemwege, Urin und Kot, sowie durch die Produktion von Milch. Über die Haut und die Atemwege wird kontinuierlich Wasser durch Verdunstung abgegeben, wobei die Menge von der Umgebungstemperatur abhängig ist. Durch Schwitzen oder Hecheln wird ungleich mehr an Wasser abgegeben. Mit dem Kot wird je nach Tier wenig (bei Carnivoren und Omnivoren) bis viel (bei den meisten Herbivoren) Wasser abgegeben, wobei die Menge nur bedingt reguliert werden kann. Die Wasserabgabe über den Urin kann durch die Nieren jedoch gut reguliert werden, obwohl natürlich auch hier Grenzen erreicht werden können.

Über den Urin müssen sämtliche harnpflichtigen Substanzen ausgeschieden werden, also Harnstoff, Harnsäure, Kreatin und Kreatinin. Diese Stoffe können nicht unendlich hoch konzentriert ausgeschieden werden, sie müssen daher mit einer gewissen Menge Wasser aus dem Körper transportiert werden.

## 1.2. Zusammensetzung des Körperwassers

Blutplasma und Interstitielle Flüssigkeit sind annähernd gleich in ihrer Elektrolytkonzentration, allerdings unterscheiden sie sich stark im Proteingehalt, was für den Austausch von Wasser zwischen dem Interstitium und den Blutgefäßen wichtig ist. Die transzelluläre Flüssigkeit ist stark variabel in ihrer Zusammensetzung und wird daher in der weiteren Besprechung der extrazellulären Flüssigkeit ignoriert.

Die Extrazellularflüssigkeit enthält hauptsächlich $Na^+$ als Kation und $Cl^-$ und $HCO_3^-$ als Anionen. Intrazellulär befinden sich vor allem $K^+$ und zum Ausgleich der

Ladung organische Anionen, also Proteine, welche in der Zelle für verschiedene Stoffwechselvorgänge zuständig sind und die Zellmembran nicht passieren können.

Die Unterschiedliche Ionenverteilung ist vor allem der $Na^+/K^+$ - ATPase zu verdanken, welche 3 $Na^+$ gegen 2 $K^+$ austauscht und dadurch gleichzeitig auch dafür sorgt, dass der Intrazellularraum negativ geladen bleibt. Dadurch werden Signalübertragungen, die auf dem Ein – oder Ausströmen von Elektrolyten basieren erst möglich gemacht. Insgesamt haben die Flüssigkeiten in beiden Kompartimenten die gleiche Osmolalität, weshalb kein Nettowasserstrom besteht.

Neben Elektrolyten befinden sich Proteine, Gase, Hormone, Nähr – und Abfallstoffe im Körperwasser. Da die Zellen für die Aufrechterhaltung normaler Funktionen ein stabiles Milieu benötigen, durch ihren Stoffwechsel aber ständig Sauerstoff und Nährstoffe verbrauchen und $CO_2$ und Abfallstoffe abgeben, benötigt der Körper ein System, welches die Extrazellularflüssigkeit reguliert, das sogenannte Regeneriersystem.

## 1.3. Regeneriersystem

Das Regeneriersystem besteht einerseits aus den Organen, welche die Plasmazusammensetzung verändern und andererseits aus den Transportwegen, dem Blutgefäßsystem und dem Lymphgefäßsystem. Alle Regulationen des inneren Milieus werden durch die Regulation des Blutplasmas durchgeführt.

Die Anreicherung des Blutes mit neuen Nährstoffen erfolgt in verschiedenen Organen des Körpers, wie der Leber und dem Verdauungstrakt, der Austausch der Gase findet in der Lunge statt und die Entsorgung der Abfallstoffe übernehmen die Leber durch ihre Entgiftungsfunktion und die Nieren indem sie Harn produziert.

Für den Transport zu den Zellen und von den Zellen weg sorgt das Blutgefäßsystem mit seinen Kapillaren, durch welche Plasma durch Filtration aus –

und nach Stoffaustausch durch Resorption auch wieder eintreten kann, und das Lymphgefäßsystem, welches die zu wenig resorbierte Flüssigkeit abtransportiert, um sie schlussendlich wieder ins Blutgefäßsystem zu schleusen.

Filtration und Resorption werden durch die Differenz zwischen hydrostatischem und onkotischem Druck bestimmt. Der onkotische Druck wird durch das Wasserbindungsvermögen der Proteine im Blut erzeugt, die eine Art Wassermantel um sich bilden und wirkt der Filtration entgegen. Er bleibt mit 24 mmHg relativ konstant. Der hydrostatische Druck entsteht durch das Einwirken der Gravitation auf eine Flüssigkeitssäule und ist somit der Druck, der auf die Fläche unterhalb der Säule wirkt. Er verursacht somit die Filtration und liegt am Anfang der Kapillare bei 30 mmHg, verliert dann durch den Plasmaaustritt und sinkt dadurch auf 19 mmHg ab.

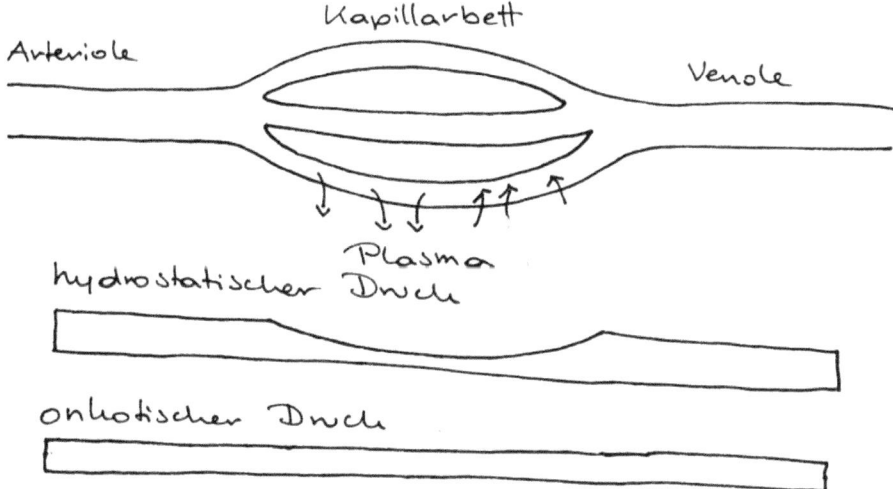

## 1.4. Wasserströme

Wenn die Kompartimente unterschiedliche Gesamtelektrolytkonzentrationen aufweisen, kommt es infolge des verstärkten osmotischen Drucks zu größeren

Wasserströmen. Grund dafür ist eine sehr gute Permeabilität biologischer Membranen für Wasser, allerdings nicht für darin gelöste Teilchen und die Eigenschaft von Wasser Konzentrationen ausgleichen zu wollen. Dadurch strömt es immer in das Kompartiment, welches mehr gelöste Teilchen hat und zwar solange, bis die Konzentrationen ausgeglichen sind. Dieser Vorgang wird als Osmose bezeichnet.

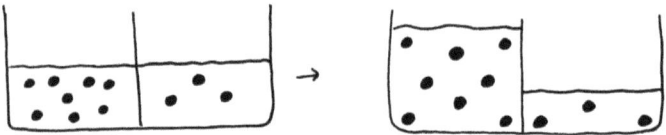

Die Osmolalität des Körperwassers liegt bei ungefähr 280 mosm/kg und wird hauptsächlich durch $K^+$ und große Anionen intrazellulär und $Na^+$ und $Cl^-$ extrazellulär getragen.

Da Wassereinstrom bei Zellen dazu führen kann, dass sie aufquellen und platzen, und Wasserausstrom zu einer Schrumpfung führt, ist der Körper bestrebt osmotische Differenzen zwischen den Kompartimenten zu vermeiden, er versucht also sie isoton zu halten. Gleichzeitig sollten sie isoosmolar sein, also die gleichen gelösten Teilchen beinhalten. Der Grund dafür liegt darin, dass manche kleinen Moleküle, welche ebenfalls osmotisch aktiv sind, wie beispielsweise Harnstoff, leicht durch die Membranen diffundieren können, ihrem chemischen Gradienten folgend, und somit wieder Wasser mit sich ziehen würden. Das ist der Grund, weshalb physiologische Kochsalzlösung (0,9 %ige NaCl – Lösung) in der Medizin verwendet werden.

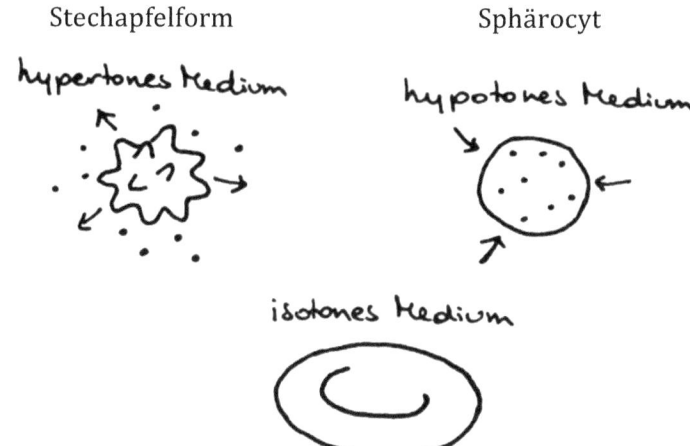

## 2. Blut

Blut setzt sich zusammen aus zellulären Bestandteilen und dem Blutplasma, einer protein – und pufferhaltigen Elektrolytlösung. Das Volumen liegt bei ca 1/13 der Körpermasse des Organismus, abzüglich des Fetts. Die Aufgaben des Blutes beziehen sich vor allem auf Transportvorgänge verschiedenster Stoffe innerhalb des Körpers.

Blut transportiert Sauerstoff und Kohlendioxid, ersteres von der Lunge zu den Geweben, zweiteres von den Geweben zur Lunge, damit es dort abgeatmet werden kann. Weiters transportiert es Nährstoffe von den Organen des Gastrointestinaltrakts, wo sie resorbiert werden, in die Leber und verteilt sie im gesamten Körper. In den Geweben fallen durch den Stoffwechsel der Zellen Metabolite an, welche wiederum zur Leber oder zur Ausscheidung zur Niere transportiert werden müssen.

Ein weiterer wichtiger Transport ist der von Hormonen, mit denen unterschiedliche Teile des Körpers miteinander kommunizieren können, und der von Wärme, womit konstante Temperaturverhältnisse geschaffen werden.

Durch die vielfältigen Transportvorgänge erhält das Blut die Homöostase der Zellen aufrecht und sorgt nicht nur dafür, dass sie sämtliche Stoffe haben, die sie für ihre Funktionen benötigen, sondern auch dafür, dass der pH – Wert und Ionenkonzentrationen konstant bleiben. Dafür befinden sich im Blut $HCO_3^-$, Phosphat und Proteine als Puffer.

Eine weitere wichtige Funktion ist der Schutz vor Blutverlust durch Blutgerinnung, welche durch die Gerinnungsfaktoren im Blut vermittelt wird, und die Abwehr von körperfremden Mikroorganismen.

## 3. Blutplasma

Blutplasma ist das Blut ohne seine zellulären Bestandteile und kann gewonnen werden indem abgenommenes Blut mit Gerinnungshemmern, sogenannten Antikoagulantien, versetzt und anschließend zentrifugiert wird. Dabei sinken die schweren Bestandteile des Blutes, die weißen und roten Blutkörperchen sowie die Blutplättchen, an den Boden des Gefäßes. Den Überstand bildet dann das Blutplasma. Lässt man jedoch die Antikoagulantien weg, gerinnt das Blut zum sogenannten Blutkuchen, der sich vom übrigen Blutserum absetzt. Das Blutserum ist daher das Blutplasma ohne seine Gerinnungsfaktoren.

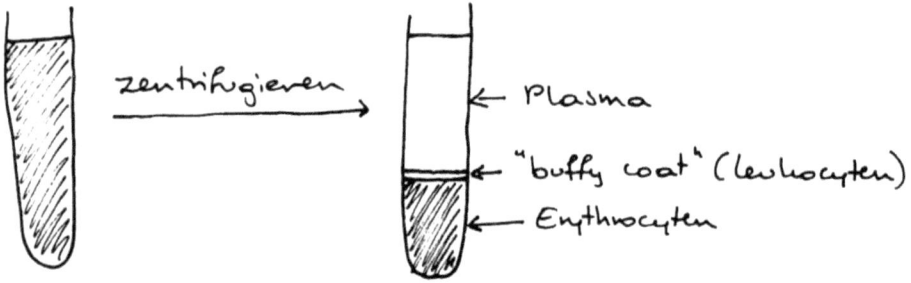

### 3.1. Funktion des Blutplasmas

Von den Funktionen des Blutes übernimmt das Plasma sämtliche Transporte von gelösten Stoffen, mit Ausnahme der Gase, die Regelung der Temperatur, des pH – Wertes und der Ionenhaushalte in den verschiedenen Geweben des Körpers, einen Teil der Blutgerinnung und einen Teil der Immunabwehr durch im Plasma gelöste (humorale) Stoffe.

### 3.2. Zusammensetzung des Blutplasmas

Wie jede Flüssigkeit besteht auch das Blutplasma zu einem Großteil aus Wasser. Der Anteil daran beträgt ca 90 %, dazu kommen ca 6,5 – 8 % Bluteiweiße, der Rest entfällt auf Elektrolyte, Kohlenhydrate, vor allem Glucose, Lipide und Nicht – Protein – Stickstoff – Verbindungen (NPN).

Bei den Elektrolyten handelt es sich zu ca 85 % um $Na^+$ und $Cl^-$, daneben auch $Ca^{2+}$, $K^+$, $Mg^{2+}$, $HCO_3^-$, $H_2PO_4^-$/ $HPO_4^{2-}$ und $SO_4^{2-}$. Durch die auch von ihrer Masse her große Menge an $Na^+$ und $Cl^-$ (beide über 3 g/l Plasma) wird der Großteil des kristalloidosmotischen Drucks des Plasmas erzeugt. Der insgesamte osmotische Druck des Blutes liegt – wie auch in sämtlichen anderen Kompartimenten – bei ca 290 mosmol/kg.

### 3.3. Plasmaproteine

Die Hauptfraktion der Plasmaproteine sind Albumin, Fibrinogen und $\alpha$ -, $\beta$ - und $\gamma$ - Globuline, wobei fast alle davon in der Leber synthetisiert werden. Nur $\gamma$ - Globuline, die größtenteils zu den Immunglobulinen gehören, stammen aus Plasmazellen. Daneben kommen auch Enzyme und Hormone vor, allerdings in kleineren Mengen. Im Plasma ist die Konzentration der Proteine ungefähr 3-mal so hoch wie in der

Gewebsflüssigkeit, was für den kolloidosmotischen Druck und dadurch für den Flüssigkeitsaustausch in den Kapillaren wichtig ist.

Trennen lassen sich die einzelnen Arten der Proteine am besten mittels Elektrophorese, wobei sie nicht nur anhand ihrer Größe, sondern auch ihrer Ladung aufgetrennt werden. Kleine, stark geladene Proteine wandern schnell in Richtung der Anode, wodurch sie innerhalb der gegebenen Zeit am weitesten kommen, große, schwach geladene Proteine bleiben dagegen bei der Kathode zurück.

Während Albumine sehr homogen und reine Proteine sind, sind Globuline ein heterogenes Gemisch, zu dem auch Glykoproteine, Lipo – und Metalloproteine gehören. Die biologische Halbwertszeit von durchschnittlich 10 – 15 Tagen, maximal jedoch 3 Wochen, während Globuline im Schnitt nach 5 Tagen ausgetauscht werden müssen.

Die Funktionen der Plasmaproteine sind vor allem der Transport verschiedenster Stoffe und die Erhaltung des kolloidosmotischen Drucks und somit die Regulation der Filtration und Resorption in den Kapillaren. Dazu kommt noch, dass sie als amphotere Moleküle $H^+$ aufnehmen und auch abgeben können und somit Pufferwirkung haben. Einige Proteine des Plasmas dienen der Gerinnung, andere spielen eine Rolle in der Immunabwehr oder sind als Enzyme aktiv am Umsatz von Stoffen beteiligt. Insgesamt können sie in Hungersituationen als Energiereserve verwendet werden.

Albumin ist vor allem für unspezifische Transporte verantwortlich und bindet neben Fettsäuren auch zweiwertige Kationen und viele Medikamente. Globuline binden dagegen meist spezifisch an Lipide, Hormone, Vitamine oder Spurenelemente wie Eisen und Kupfer.

### 3.4. Nicht – Protein – Stickstoff – Verbindungen (NPN)

Nicht – Protein – Stickstoff – Verbindungen sind, wie der Name schon sagt, Moleküle, welche zwar Stickstoffatome beinhalten, allerdings keine Proteine sind. Diese Fraktion im Plasma wird auch als Reststickstoff bezeichnet und beträgt etwa 500 mg/l Plasma. Davon macht Harnstoff den größten Anteil aus. Harnstoff ist beim Säuger das Endprodukt des Aminosäure – und somit auch des Proteinstoffwechsels und wird daher praktisch in allen Zellen des Körpers produziert. Des Weiteren entsteht er auch bei der Entgiftung von Ammoniak in der Leber. Daneben gehört auch Kreatinin, als Abbauprodukt aus dem Kreatinstoffwechsel in der Muskulatur, und natürlich einzelne Aminosäuren, Oligo – und Polypeptide, wie kleinere Hormone, zu den NPN – Verbindungen. Außerdem fallen Allantoin und Harnsäure in diese Kategorie, wobei – bis auf den Dalmatiner – jedes Haussäugetier die Harnsäure in Allantoin umwandelt. Bei Pflanzenfressern fällt auch die stickstoffhaltige Hippursäure in größeren Mengen an, die bei der Entgiftung der Benzoesäure im Gastrointestinaltrakt entsteht.

Was sie alle gemeinsam haben ist, dass sämtliche NPN – Verbindungen harnpflichtige Substanzen sind und somit von der Niere in den Harn ausgeschieden werden.

### 3.5. Kohlenhydrate

Im Verdauungstrakt werden je nach Futterart entweder die Kohlenhydrate Glucose, Galactose und Fructose, kurzkettige Fettsäuren oder verschiedene Aminosäuren resorbiert und über die Pfortader (Vena portae) zur Leber transportiert, wo sie alle zu Glucose in der Gluconeogenese umgewandelt werden. Somit stellt nach der Leberpassage Glucose die wichtigste Energiequelle und das einzige Kohlenhydrat dar.

Der Körper hält den Glucosespiegel im Blut innerhalb enger Grenzen konstant, weil beispielsweise das zentrale Nervensystem auf Glucose als Energiequelle angewiesen ist. Um einen konstanten Spiegel bei inkonstanter Nahrungsaufnahme zu erhalten, kann Glucose als Glykogen gespeichert und daraus auch wieder freigesetzt werden. Die Regulation dessen erfolgt durch die Pankreashormone Insulin und Glukagon.

Insulin wird bei erhöhtem Blutglucosespiegel ausgeschüttet und fördert die Aufnahme von Glucose in Muskel – und Fettzellen, die Glykogensynthese in der Leber und der Muskulatur und hemmt die Gluconeogenese in der Leber und die Glykogenolyse.

Glukagon hat als Gegenspieler die genau gegenteilige Wirkung. Es wird ausgeschüttet, wenn der Blutzuckerspiegel sinkt und fördert die Glykogenolyse und Gluconeogenese, wohingegen sie die Glykogensynthese hemmt.

### 3.6. Lipide

Die Konzentration der Lipide im Blut ist stark nahrungsabhängig und schwankt über den Tag stark, abhängig davon wann, wieviel und was an Nahrung aufgenommen wird. Lipide werden im Darm als Chylomikronen resorbiert, über die Lymphe abtransportiert und gelangen so über einen Umweg in die Blutbahn. Chylomikronen bestehen zum Großteil aus Triacylglyceriden, daneben noch Phospholipiden und Cholesterin.

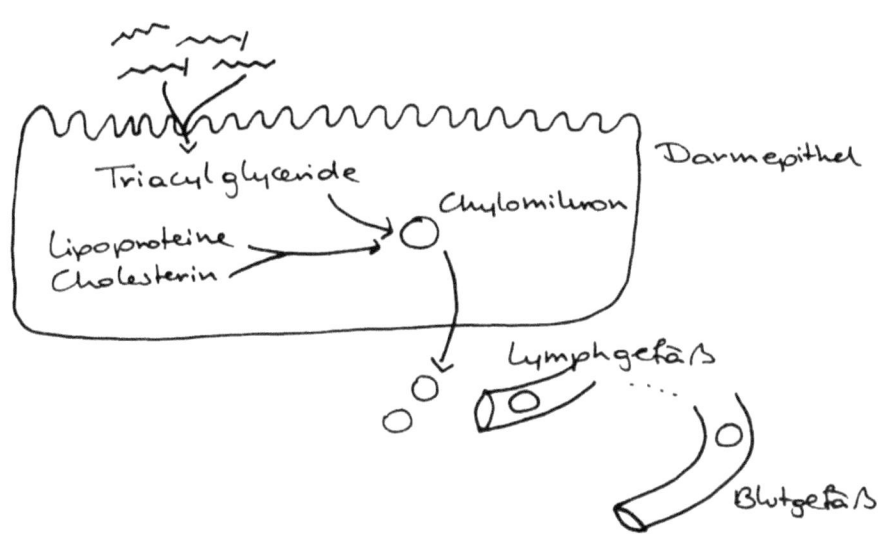

Durch die Lipoproteinlipasen, welche an Endothelzellen der Kapillaren von Fettgewebe, Herz und Skelettmuskulatur angeheftet sind, werden die Triacylglyceride in Glycerin und 3 Fettsäuren gespalten. Das Glycerin kann von der Leber weiter verstoffwechselt werden, während die freien Fettsäuren in die Fett -, Herzmuskel – oder Skelettmuskelzellen aufgenommen werden können, um dort als Energielieferant zu dienen oder um eingelagert zu werden.

Was von den Chylomikronen noch übrig ist, wird in der Leber durch Endocytose aufgenommen und abgebaut. Die noch vorhandenen Triacylglyceride, die Phospholipide und das Cholesterin werden an Transportproteine gebunden und wieder ins Blut entlassen. Man unterscheidet je nach ihrem Lipidgehalt und somit nach ihrer Dichte VLDL (very low density lipoproteins), LDL (low density lipoproteins) und HDL (high density lipoproteins). Der Lipidanteil nimmt von den VLDL mit 90 % zu den HDL mit etwa 50 % ab. Von der Leber werden Triacylglyceride gemeinsam mit Proteinen nur zu VLDLs geformt. Erst durch die Arbeit der Lipoproteinlipase an Zellen im restlichen Körper werden sie nach und nach zu HDLs umgewandelt werden.

## 4. Blutzellen

Der Anteil der Blutzellen am Blut wird als Hämatokrit bezeichnet und wird vor allem von den roten Blutkörperchen, den Erythrocyten, bestimmt, da diese 99% der vorhandenen Zellen ausmachen. Der Hämatokrit liegt je nach Tierart bei 28 – 52 %, wobei bei trainierten Tieren höhere Werte erreicht werden und er vor allem bei Tieren mit Speichermilz, beispielsweise bei Pferden und Hunde, unter Anstrengung stark ansteigen kann. Der Grund liegt darin, dass die Milz Erythrocyten speichern kann und diese bei sympathischer Aktivierung freigibt, damit die Sauerstofftransportkapazität des Blutes verbessert wird. Die Messung des Hämatokrits erfolgt am einfachsten durch das Befüllen und anschließende Zentrifugieren einer Blutkapillare. Durch anlegen an eine Schablone kann der Hämatokrit sehr schnell und kostengünstig bestimmt werden. Eine weitere Möglichkeit besteht natürlich darin es mit einem Durchflusszytometers zu bestimmen.

Neben Erythrocyten befinden sich auch weiße Blutkörperchen, sogenannte Leukocyten, und Thrombocyten, die Blutblättchen, im Blut.

### 4.1. Hämatopoese

Die Hämatopoese ist die Bildung der Blutzellen und läuft embryonal zuerst in Blutinseln, später dann in der Leber und der Milz ab, postembryonal verlagert sich die Bildung in das Knochenmark und das lymphatische System. Zuerst läuft sie vor allem im Knochenmark großer Röhrenknochen, wie der Tibia oder dem Femur, ab, verlagert sich dann jedoch im Laufe des Lebens immer mehr in die Rippen, das Sternum, das Becken und die Wirbel.

Das, an der Blutbildung beteiligte, hämatopoetische Gewebe ist das teilungsaktivste Gewebe im Körper und kann pro Tag und pro Liter im Körper vorhandenes Blut 2,5 Milliarden Erythrocyten sowie Thrombocyten und 1 Milliarde Granulocyten bilden. Es lässt sich sehr gut regulieren und kann sich schnell an geänderte Bedingungen anpassen, wie beispielsweise wechselnder Sauerstoffpartialdruck in unterschiedlichen Höhenlagen.

Alle Zellen des Blutes stammen dabei von einer kleinen Menge pluripotenter hämatopoetischer Stammzellen ab, die auch als colony forming unit (CFU) bezeichnet wird. Diese entwickeln sich über mehrere Teilungen hinweg zu multipotenten Vorläuferzellen, bei denen man bereits eine lymphoide und eine myeloide Zellreihe unterscheiden kann. Diese Linien entwickeln sich dann weiter zu unipotenten Vorläuferzellen, die sich anschließend nur noch zu einer Sorte Zellen weiterentwickeln kann. Diese Vorläuferzellen werden bereits nach ihrer endgültigen Differenzierung benannt (CFU – E für Zellen, die zu Erythrocyten werden).

Wichtig ist hierbei, dass Leukocyten keine homogene Masse sind, wie Erythrocyten oder Thrombocyten, sondern sowohl nach ihrer Herkunft als auch ihrer Morphologie und somit auch Funktion unterschieden werden können. Grob können sie in Granulocyten, Zellen mit Granula, und Agranulocyten, Zellen ohne Granula, unterteilt werden. Sämtliche Granulocyten gehören zur myeloiden Zelllinie und werden weiter nach ihrer Anfärbbarkeit in neutrophile, eosinophile und basophile Granulocyten unterteilt. Zu den Agranulocyten zählen die myeloiden Monocyten und die aus der lymphoiden Stammzellreihe stammenden B – und T – Lymphocyten.

# Stammzellenpool

- Stammzelle

## Teilungspool

- Lymphoide Stammzelle
  - CFU-T
  - CFU-B
- Myeloide Stammzelle
  - CFU-E
  - CFU-Meg
  - CFU-GM
  - CFU-Eo
  - CFU-Ba

## Reifungspool

- Prä-T-Lymphozyt
- Prä-B-Lymphozyt
- Erythroblast
- Megakaryoblast
- Monoblast
- neutrophiler Myelozyt
- eosinophiler Myelozyt
- basophiler Myelozyt

## Blut

- T-Lymphozyt
- B-Lymphozyt
- Erythrocyt
- Thrombocyt
- Monocyt
- neutrophiler Granulocyt
- eosinophiler Granulocyt
- basophiler Granulocyt

Das hämatopoetische System kann in 4 Kompartimente eingeteilt werden, wobei jede Blutzelle zumindest die ersten 3 davon durchläuft bevor sie ins Blut abgegeben wird. Das erste ist der Stammzellpool in dem sich die pluripotenten Zellen mitotisch teilen. Ein Teil davon bleibt dort und sorgt damit dafür, dass die Stammzellen nicht weniger werden, der andere Teil entwickelt sich weiter und gelangt somit in den Teilungspool. Bei jedem weiteren Teilungsschritt differenziert sich die Zelle weiter, bis sie sich zu einer Vorläuferzelle entwickelt hat und somit in den Reifungspool gelangt. Dort bilden sich die zellspezifischen Merkmale aus, wie beispielsweise die Einlagerung von Granula in den Granulocyten. Anschließend gelangt die reife Zelle in den Speicherpool und kann bei Bedarf ins Blut abgegeben werden.

Neben dem extravasalen Speicherpool verfügt der Körper auch über einen marginalen Pool, der aus Leukocyten besteht, die an das Endothel kleiner Gefäße angeheftet sind. Diese Leukocyten können sehr schnell abgelöst und somit ins strömende Blut gelangen. Mengenmäßig sind es etwa 50 % der in den Gefäßen vorhandenen weißen Blutkörperchen.

Die Anregung zur Teilung und Reifung erfolgt über verschiedene Faktoren, sogenannte hämatopoetische Wachstumsfaktoren oder colony stimulating factors (CSF). Durch diese Faktoren bekommen die hämatopoetischen Stammzellen die Information, welche Blutzellen es bilden soll und die Vorläuferzellen den nötigen Impuls, um sich weiter zu differenzieren. Manche dieser Faktoren stammen direkt aus den Stromazellen des Knochenmarks, andere wiederum aus der Niere oder der Leber.

Stammzellen werden durch den Stammzellfaktor, auch steel factor, aus den Knochenmarkszellen oder dem fetalen Gewebe, gemeinsam mit Interleukinen und Cytokinen, zur Teilung und Differenzierung angeregt. Anschließend können sie durch GM – CSF (Granulocyten – Makrophagen – Kolonie – Stimulierender Faktor) zu Granulocyten und Makrophagen, durch G – CSF (Granulocyten – Kolonie – Stimulierender Faktor) zu Granulocyten, durch M – CSF (Makrophagen – Kolonie – Stimulierender Faktor) zu Makrophagen, durch EPO (Erythropoetin) zu Erythrocyten und durch TPO (Thrombopoetin) zu Thrombocyten weiterentwickelt werden.

EPO und TPO stammen zum größten Teil aus der Niere, daneben produziert es auch die Leber. GM/G/M – CSF stammen aus Monocyten, Makrophagen und Endothelzellen, GM – CSF zusätzlich aus T – Lymphocyten und Fibroblasten, G – CSF aus Fibroblasten und neutrophilen Granulocyten und M – CSF – wenn vorhanden – aus der Placenta.

| Name(n) | Herkunft |
|---|---|
| Stammzellfaktor, steel factor, Mastzellen - Wachstumsfaktor | Knochenmarkszellen, fetales Gewebe |
| GM – CSF, CSF α | Monocyten, endotheliale Zellen, Makrophagen, T- Lymphocyten, Fibroblasten |
| G – CSF, CSF β | Monocyten, endotheliale Zellen, Makrophagen, neutrophile Granulocyten, Fibroblasten |
| M – CSF, CSF – 1 | Monocyten, endotheliale Zellen, Makrophagen, (Placenta) |
| EPO | Niere, (Leber) |
| TPO | Niere, (Leber) |

Das hämatopoetische System ist, wie bereits erwähnt, sehr anpassungsfähig. Bereits eine halbe Stunde nach entsprechendem Signal ist der marginale Pool entleert, etwa nach einem Tag der Speicherpool. Nebenbei wird die Neubildung der Blutzellen angeregt und die Reifungsphase verkürzt wodurch nach wenigen Tagen eine vermehrte Fraktion der Zellen im Blut noch nicht völlig ausgereift ist.

## 5. Erythrocyten

Erythrocyten oder rote Blutkörperchen sind meist runde, bikonkave Scheiben, die im Gegensatz zu Vögeln und Reptilien im Fall der Säuger keinen Kern haben und für den Gastransport im Blut zuständig sind. Ihr Durchmesser beträgt etwa 5,5 µm bei einer Dicke von 2 µm.

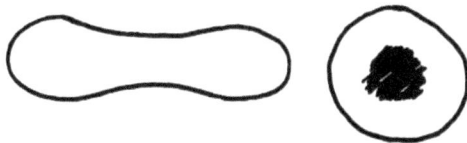

Die Form ermöglicht eine möglichst große Oberfläche, wodurch die schnelle Diffusion von Gasen durch die Membran erleichtert wird. Bei Kameliden sind sie anstatt rund oval, wobei man vermutet, dass dadurch bei der Rehydration nach längerem Wasserentzug verhindert wird, dass sie platzen.

Die Anzahl der Erythrocyten im Blut variiert zum Teil sehr stark zwischen den Individuen in Abhängigkeit von Spezies, Geschlecht, Trainingszustand, Alter und zum Teil auch Rasse und liegt bei $4 - 14 * 10^{12}$ pro Liter. Die Zählung erfolgt entweder mithilfe eines Mikroskops und Zählkammer, im Prinzip ein besonderer Objektträger mit Felderung, oder automatisch durch ein Durchflusszytometer. Da sie den Hauptteil der zellulären Bestandteile ausmachen und etwa 1000 rote auf 1 weißes Blutkörperchen kommen, kann der Hämatokrit auch stellvertretend als Maß für den Anteil der Erythrocyten am Blut gesehen werden. Deshalb bestimmt auch die Verformbarkeit der Erythrocyten die Fließeigenschaften des Blutes. Je leichter sie sich verformen lassen, desto besser kann das Blut die Kapillaren passieren. Das bedingt wiederum, dass Veränderungen in der Anzahl der roten Blutkörperchen auch dementsprechend große Auswirkungen auf die Fließeigenschaften des Blutes haben. Bei verringerter Anzahl sinkt die Viskosität, bei erhöhter Anzahl, sogenannter Polyglobulie, steigt sie. Eine Verminderung der Zahl oder Masse der Erythrocyten, genauso wie eine des Hämoglobingehalts einzelner oder sämtlicher Erythrocyten oder einfach der Sauerstofftransportfähigkeit wird als Anämie bezeichnet. Die Ursachen von Anämien sind vielfältig und reichen von Blutverlust bis zur Intoxikation.

5.1. Aufgabe der Erythrocyten

Die wichtigste Aufgabe der Erythrocyten besteht im Gastransport. Sie transportieren $O_2$ von der Lunge zum Gewebe, wo sie es wieder abgeben und dafür $CO_2$ aufnehmen, welches in der Lunge in die Ausatemluft gelangt und somit aus dem Körper entfernt wird. Für diese Fähigkeit haben Erythrocyten Hämoglobin.

Hämoglobin wird auch als „roter Blutfarbstoff" bezeichnet und bildet 95 % der Trockenmasse der roten Blutkörperchen. Es ist ein Tetramer und besteht aus einem Proteinteil und dem Häm, an welches die Gase gebunden werden und das für die rote Farbe sorgt. Der Proteinteil besteht aus je 2 $\alpha$ - und $\beta$ - Globinketten, die so gefaltet sind, dass sie je eine Tasche bilden, in der das Häm gebunden wird. Häm hat in seiner Mitte ein $Fe^{2+}$ und 4 daran gebundene Pyrrolringe, die einen Protoporphyrinring bilden.

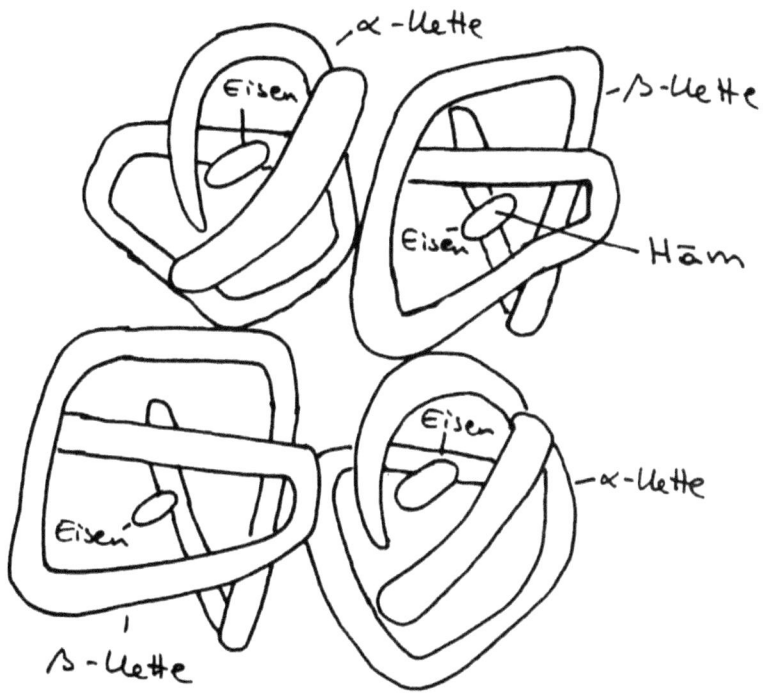

Somit kann jedes Hämoglobin 4 $O_2$ – Moleküle reversibel binden. Diesen Vorgang bezeichnet man als Oxygenierung, wobei das zentrale $Fe^{2+}$ seine Zweiwertigkeit behält. Ein oxygeniertes Hämoglobin wird als Oxyhämoglobin ($HbO_2$) bezeichnet, eines, welches seine $O_2$ – Atome durch Desoxygenierung abgeladen hat, als Desoxyhämoglobin.

Abgesehen von der Oxygenierung und Desoxygenierung findet auch ständig eine Oxidation des Eisens statt, womit es 3 – wertig wird und seine Fähigkeit, Sauerstoff zu binden, verliert. Das so entstehende Methämoglobin muss also möglichst schnell wieder reduziert werden. Diese Reaktion wird durch die Methämoglobinreductase in den Erythrocyten katalysiert, die somit den Anteil des Methämoglobins auf 1 – 2 % hält.

Wie gut das Hämoglobin Sauerstoff binden kann, wird von der Sauerstoffbindungskurve beschrieben und ist wesentlich vom $O_2$ - Partialdruck, dem $CO_2$ - Partialdruck, dem pH - Wert und der Temperatur abhängig.

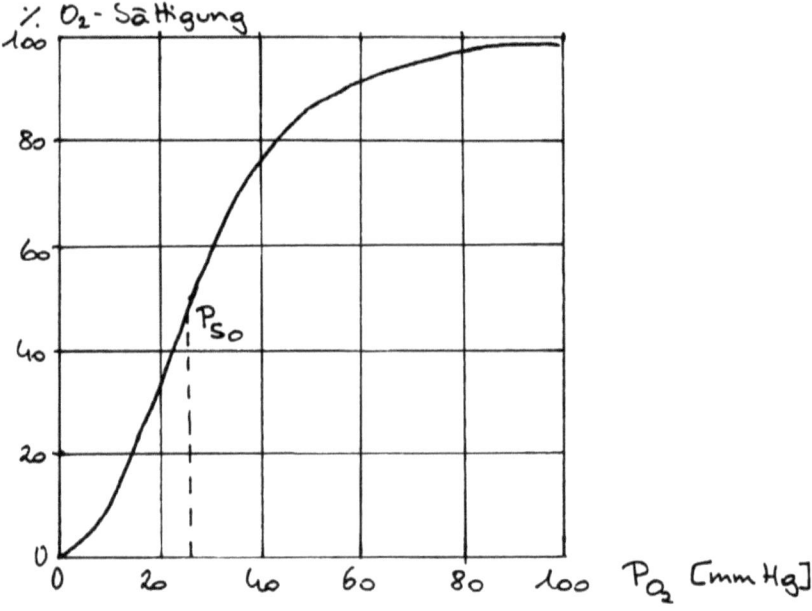

Die Sauerstoffbindungskurve beschreibt den Zusammenhang zwischen der Konzentration des $HbO_2$ und dem $O_2$ - Partialdruck und verläuft sigmoidal. Je weiter rechts die Bindungskurve für Sauerstoff liegt, desto geringer ist die Affinität des Moleküls dafür. Diese wird ausgedrückt durch den Partialdruck, der nötig ist, um 50% des Moleküls zu sättigen. Ein niedriger Halbsättigungspartialdruck ($P_{50}$) bedeutet eine hohe Affinität.

Der physiologische Sinn des sigmoidalen Verlaufs der Kurve ist dadurch gegeben, dass der steile Mittelteil der Kurve nach rechts verschoben ist. Das bedeutet, dass in den Kapillaren ein relativ hoher $O_2$ - Partialdruck herrscht und somit ein höherer Konzentrationsgradient zwischen Gewebe und Blut besteht.

Dadurch erfolgt die Diffusion zu den Zellen bedeutend schneller, als bei niedrigem $O_2$ – Partialdruck im Blut. Allerdings ist eine zu weit rechts verschobene Kurve nicht günstig, da das Hämoglobin trotzdem möglichst zu 100% gesättigt sein sollte.

Die Temperatur nimmt Einfluss auf die Oxygenierungsreaktion des Hämoglobins, welche bei niedriger Temperatur verbessert abläuft. Während der Körper Arbeit verrichtet ist die Temperatur des Blutes in der Lunge, durch die vermehrte Durchströmung der Lunge und die dadurch bedingte Abkühlung, verringert. Das begünstigt die Bindung von $O_2$ an das Hämoglobin. Die Muskulatur ist jedoch im Vergleich zu Ruhebedingungen wärmer, wodurch die $O_2$ – Abgabe gefördert wird.

Der pH – Wert spielt deshalb eine Rolle, weil bei der Anlagerung von Sauerstoff das Hämoglobin $H^+$ abspaltet. Durch eine Erhöhung der Protonenkonzentration, also eine Erniedrigung des pH – Werts im Erythrocyten verringert sich die Affinität für $O_2$. Der Sinn dahinter ist der, dass in der Lunge $CO_2$ abgegeben wird, wodurch der pH – Wert und damit verbunden auch die $O_2$ – Affinität steigt. Im Gewebe passiert das Gegenteil: Das Blut nimmt $CO_2$ auf, wodurch der pH – Wert sinkt und die Affinität für $O_2$ ebenfalls.

Dieser Effekt wird als Bohr – Effekt bezeichnet und ist ebenfalls der Grund, warum der $CO_2$ – Partialdruck die Affinität beeinflusst.

Der $CO_2$ – Transport vom Gewebe zur Lunge erfolgt hingegen durch vorwiegend andere Mechanismen. $CO_2$ liegt zu 5 % als gelöstes Gas, zu weiteren 15 % als Carbamat an Hämoglobin gebunden und zu 80 % als Bicarbonat ($HCO_3^-$) vor. $CO_2$ diffundiert vom Gewebe ins Blut und wird im Erythrocyten vor allem durch die Carboanhydrase zu Kohlensäure umgewandelt, die anschließend zu Bicarbonat und $H^+$ zerfällt.

$$CO_2 + H_2O \leftrightarrow H_2CO_3 \leftrightarrow HCO_3^- + H^+$$

Die Protonen werden mehrheitlich an Hämoglobin gebunden, das Bicarbonat wird ins Blut ausgeschleust, wodurch Erythrocyten auch einen wichtigen Beitrag zur Pufferkapazität des Blutes liefern.

Carbamat entsteht durch die Reaktion der 4 endständigen Aminogruppen des Hämoglobins, die dabei entstehenden Protonen werden wieder vom Hämoglobin abgefangen.

$$Hb - NH_2 + CO_2 \leftrightarrow Hb - NHCOO^- + H^+$$

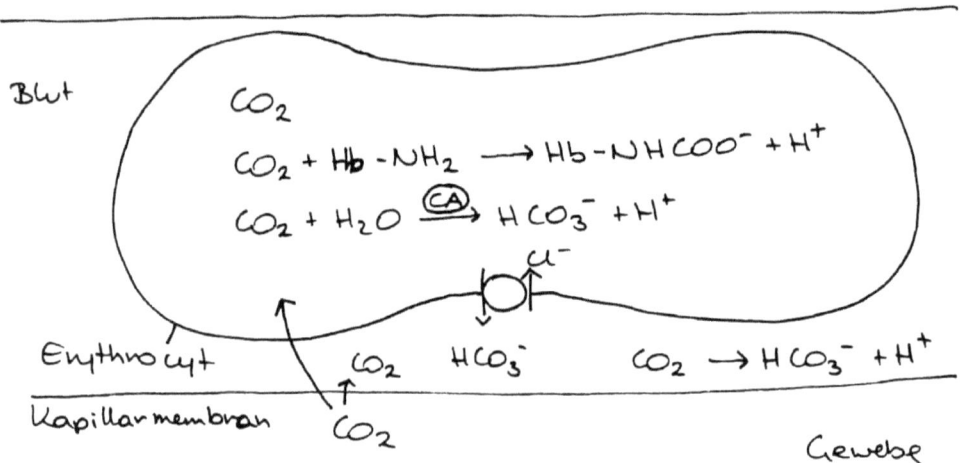

Des Weiteren sind bestimmte Oberflächenproteine für die Blutgruppe verantwortlich (s. 10. Blutgruppen).

## 5.2. Leben eines Erythrocyten

Erythrocyten werden bereits in der frühen embryonalen Phase gebildet als Erythroblasten in der Leber und der Milz. Später verlagert sich die Erythropoese in das rote Knochenmark, wo sie auch das restliche Leben stattfindet. Allerdings verlagert es sich von den großen Röhrenknochen mit zunehmendem Alter zu den

Rippen, später dann ins Brustbein und abschließend in die Wirbel – und Beckenknochen.

Erythrocyten stammen von pluripotenten Stammzellen ab und differenzieren sich weiter zu Proerythroblasten, welche noch groß und kernhaltig sind. Darauf folgen in der Entwicklung der Erythroblast, welcher bereits wesentlich kleiner ist und anfängt Hämoglobin einzulagern, der Normoblast, welcher bereits vollständig mit Hämoglobin ausgestattet ist, der Reticulocyt, die erste kernlose und teilungsunfähige Stufe und der Erythrocyt. Die Lebensspanne eines Erythrocyten beträgt je nach Tierart 60 – 160 Tagen. Vor allem bei Tieren bei denen sie nur kurz überleben kommen bereits Reticulocyten in erhöhter Anzahl im Blut vor, während bei Pferden mit einer Lebensspanne mit 145 Tagen nur Erythrocyten zu finden sind. Reticulocyten kann man mittels spezieller Färbung (Brilliantkresylblau, Giemsa – Romanowsky – Färbung) von Erythrocyten unterscheiden, da sie noch Reste von RNA und Zellorganellen beinhalten, welche erst durch Autophagocytose und Exocytose eliminiert werden müssen. Des Weiteren kann man auch ihre Anzahl mittels Durchflusscytometrie bestimmen.

Die Neubildungsrate der roten Blutkörperchen entspricht ihrer Abbaurate und wird durch Erythropoetin (EPO), einem Hormon aus der Niere, geregelt. EPO wird bei vermindertem Sauerstoffpartialdruck verstärkt exprimiert und ins Blut abgegeben. Anschließend bindet es an seine Rezeptoren an den Vorläuferzellen und aktiviert ihre Differenzierung. Neben der Stimulation durch Erythropoetin benötigen Vorläuferzellen auch Eisen, Vitamin $B_{12}$ und Folsäure, um sich zu reifen Erythrocyten entwickeln zu können.

Je älter Erythrocyten werden, desto mehr verlieren sie an Wasser und ihrer Elastizität und vermindern ihren Stoffwechsel. Sie werden vorwiegend in der Milz abgebaut, wo sie durch die Zellen des mononukleären Phagocytensystems phagocytiert werden. Die Proteine werden vollständig zu Aminosäuren abgebaut und stehen für die Synthese neuer Proteine zur Verfügung, genauso wird auch das Eisen dem Knochenmark wieder zur Verfügung gestellt. Der Ring um das Eisen wird über Biliverdin zu Bilirubin I umgewandelt, welches nicht nur lipophil, sondern auch toxisch ist. Da dies eine gefährliche Mischung für Zellen ist wird es an Albumin gebunden und zur Leber gebracht, wo es zu Bilirubin II umgewandelt wird. Dieses wird anschließend mit der Galle in den Darm ausgeschieden, ein geringer Teil auch über die Nieren. Ungefähr 20 % des in den Darm ausgeschiedenen Bilirubins werden wieder resorbiert nachdem sie zu Urobilinogen umgewandelt wurden und gelangen somit in den enterohepatischen Kreislauf.

Pro Tag werden etwa 1 % der Erythrocyten ersetzt, was bei einem Menschen 160 Millionen Erythrocyten pro Minute sind.

## 5.3. Stoffwechsel der Erythrocyten

Da Erythrocyten weder einen Zellkern noch Mitochondrien besitzen und daher weder RNA noch Proteine synthetisieren können, genauso wenig wie aerobe Stoffwechselleistungen zu erbringen, sind sie auf die anaerobe Glykolyse angewiesen.

Für die anaerobe Glykolyse wird vor allem Glucose als Energielieferant verwendet. Die Aufnahme davon erfolgt passiv durch erleichterte Diffusion. Durch die anaerobe Glykolyse fallen pro Mol Glucose 2 Mol ATP an, die vorwiegend für die $Na^+/K^+$ - ATPase und eine $Ca^{2+}$ - Pumpe aufgewendet werden. Dadurch erhält der Erythrocyt seine intrazelluläre Ionenkonzentration aufrecht. Des Weiteren verbraucht er Energie für die Bildung von Glutathion (GSH). Glutathion ist ein Tripeptid, welches vor Oxidation der Membranen und des Hämoglobins schützt.

## 6. Leukocyten

Leukocyten sind die weißen Blutkörperchen und werden nach ihrer Färbbarkeit in Granulocyten, Lymphocyten und Monocyten eingeteilt. Granulocyten lassen sich noch weiter in neutrophile, basophile und eosinophile unterteilen. Generell sind Leukocyten Zellen der Immunabwehr, wodurch ihre Anzahl in gewisser Weise den Gesundheitsstatus eines Organismus wiederspiegeln kann. Im Blut zirkulieren jedoch nur ungefähr 5 % der Leukocyten im Körper, die weitaus meisten befinden sich in Organen. Ist ihre Anzahl erhöht, spricht man von einer Leukocytose, bei einer Verminderung von einer Leukocytopenie (oft: Leukopenie).

Neben der Gesamtzahl können auch die Anteile der verschiedenen Leukocytenarten festgestellt werden. Das geschieht im Differentialblutbild. Dadurch, dass jeder Art eine andere Aufgabe zukommt, erleichtert das Differentialblutbild die Diagnose. Jedoch sind die Anteile auch speziesspezifisch verschieden und so unterscheidet man grob zwischen Spezies mit granulocytärem Blutbild, bei denen Granulocyten mehr als 50 % der Leukocyten ausmachen, und Spezies mit lymphocytärem Blutbild, bei denen mehr als 50 % der Leukocyten zu den Lymphocyten gehören. Zu ersteren gehören Menschen, Pferde, Hunde und Katzen, zu zweiterem Wiederkäuer, Schweine, Vögel und Nager.

### 6.1. Granulocyten

Granulocyten sind Zellen der zellulären Antwort der angeborenen Immunabwehr. Ihre Hauptaufgabe ist die Phagocytose körperfremder Partikel, sie können jedoch auch toxische Sauerstoffverbindungen bilden. Wie ihr Name bereits sagt enthalten sie auffällig viele Granula.

Granulocyten werden im Knochenmark gebildet, sind etwa 7 bis 15 µm groß und haben im reifen Zustand einen segmentierten Kern. Im Gegensatz dazu sind unreife Granulocyten stabkernig, ihr Kern ist also unsegmentiert.

### 6.1.1. neutrophile Granulocyten

Neutrophile Granulocyten enthalten Granula, die sich mit der klassischen HE – Färbung nicht einfärben lassen. Neutrophile Granulocyten besitzen 2 Typen von Granula, die primären Granula, die den Lysosomen entsprechen, und die sekundären oder spezifischen Granula. Primäre Granula enthalten saure Hydrolasen und antimikrobielle Enzyme, wodurch sie gegen eine Reihe von Bakterien, Viren und Pilze wirksam sind. Sekundäre Granula enthalten dagegen Enzyme wie das Lysozym, Kollagenasen, Elastasen, Neuraminidasen und Plasminogenaktivatoren.

Nach ihrer Freisetzung ins Blut zirkulieren sie weniger als 1 Tag im Kreislauf und treten dann ins Gewebe über, wo sie ca 2 – 3 Tage bleiben. An den Infektionsort werden sie gelockt durch Chemokine, wie TNF α, wodurch dort eine Anhäufung von ihnen zu finden ist. Im Gegensatz zu Monocyten sind sie innerhalb von Stunden am Infektionsort und können somit schneller auf Pathogene reagieren.

Wenn sie dort einen fremden Mikroorganismus erkannt und an ihn gebunden haben, phagocytieren sie ihn oder bilden durch verschiedene Enzyme, wie die Superoxid – Dismutase, $O_2^-$, $H_2O_2$ und $OCl^-$, die in die Phagosomen eingebracht werden und die Membran des Mikroorganismus schädigen können. Diesen Vorgang bezeichnet man als „respiratory burst".

Aktiviert werden neutrophile Granulocyten durch den Kontakt mit Bestandteilen von pathogenen Bakterien und Cytokinen, wie dem Tumor Nekrose Faktor (TNF) und Interleukin 1 (IL – 1). Über Toll – like – Rezeptoren an ihrer

Membran können sie diese speziellen Moleküle an Pathogenen erkennen, die deshalb auch als PAMPs – pathogen – associated molecular pattern bezeichnet werden.

### 6.1.2. eosinophile Granulocyten

Eosinophile Granulocyten haben Granula, die sich in der HE – Färbung rot darstellen. Sie befinden sich nur kurz im Blut und wandern anschließend ins Gewebe aus, wo sie ca 12 Tage lang überleben. Sie sind vor allem für die Abwehr von extrazellulären Parasiten, wie Würmern, zuständig, spielen aber auch bei allergischen Reaktionen eine Rolle.

Wenn sie an Parasiten andocken, an welche IgE – Moleküle gebunden sind, werden die eosinophilen Granulocyten durch die Immunglobuline aktiviert und können sowohl phagocytieren als auch ihre Granula ausschütten, in denen sich Proteine wie die Eosinophile Peroxidase (EPO) oder das Eosinophil – derived Neurotoxin (EDN) befinden. Der Inhalt der Granula ist toxisch für die Parasiten und lockt gleichzeitig andere eosinophile Granulocyten an, sodass die Abwehr verstärkt wird.

### 6.1.3. basophile Granulocyten

Basophile Granulocyten verdanken ihren Namen der blauen Farbe ihrer Granula in der HE – Färbung. Sie sind ebenfalls an der Bekämpfung von Parasiten beteiligt und spielen eine wichtige Rolle bei allergischen Reaktionen vom Soforttyp. Ihre Granula enthalten unter anderem Histamin, Heparin, Serotonin, Peroxydase, Prostaglandin D2 und Leukotrien C4. Durch Histamin werden die Gefäße weit gestellt und in ihrer Permeabilität gesteigert. Dadurch kommt es zur lokalen Senkung des Blutdrucks und zur Bildung von Ödemen. Des Weiteren locken sie durch die Exocytose der Granula eosinophile Granulocyten an.

Aktiviert wird die Exocytose durch Bindung von IgE an die Rezeptoren der Granulocyten. Dieses wird wiederum von Plasmazellen ausgeschüttet.

Die genaue Funktion der basophilen Granulocyten ist bisher noch nicht vollständig erforscht, durch die Ausschüttung ihrer Granula tragen sie jedoch zum Entzündungsgeschehen bei.


6.2. Monocyten

Monocyten sind mit einem Durchmesser von 14 – 20 µm relativ große Leukocyten und haben ebenso einen großen Kern, der in seiner Form von rundlich bis nierenförmig variiert. Deshalb gehören sie nicht nur zum angeborenen Immunsystem, sondern auch zum mononukleären Phagocytensystem (MPS). Monocyten werden im Knochenmark von Stammzellen über Monoblasten und Promonocyten gebildet und gelangen anschließend als Monocyten ins Blut. Dort zirkulieren sie 12 – 48 Stunden als unfertig differenzierte Zellen und wandern anschließend ins Gewebe aus. Dort schließen sie je nach Gewebe ihre Differenzierung ab und können dort jahrelang als phagocytierende Zellen überleben.

Prinzipiell unterscheiden sich die verschiedenen Weiterentwicklungen in ihrer Morphologie stark voneinander. In der Haut bezeichnet man die ausdifferenzierten Stadien als Langerhans – Zellen, in der Leber als Kupffer'sche Sternzellen, in der Lunge werden sie zu Alveolar – Makrophagen, im Bindegewebe zu Histiocyten, im Knochen zu Osteoklasten, in der Serosa werden sie nach der Serosa benannt und somit als Pleural – oder Peritoneal – Makrophagen bezeichnet, im ZNS bilden sie die Zellpopulation der Mikroglia.

Die Information, in welche der möglichen Zellarten sich ein Monocyt entwickeln soll, erhält er vom umliegenden Gewebe, welches bestimmte Faktoren sezerniert. Anhand dessen, kann der Monocyt erkennen, wo er sich befindet und wozu er werden soll.

*6.2.1. Aufgabe der Monocyten*

Während einer Infektion werden sie durch Chemotaxis verstärkt zur Infektionsstelle gelockt, sodass ein vermehrtes Aufkommen an Makrophagen vor Ort gefunden werden kann. Sie können sich amöboid fortbewegen, somit können sie sich auch innerhalb des Gewebes bewegen.

Monocyten haben als Hauptaufgabe die Phagocytose von körperfremdem Material. Dabei sezernieren sie verschiedene Faktoren, sogenannte Cytokine, wie TNF α (Tumornekrosefaktor α) und IL – 1 (Interleukin 1), wodurch andere Zellen, wie beispielsweise neutrophile Granulocyten, angelockt und Entzündungen eingeleitet werden, und schädigen Mikroorganismen durch die Freisetzung von Enzymen und toxischen Sauerstoff – und Stickstoffverbindungen.

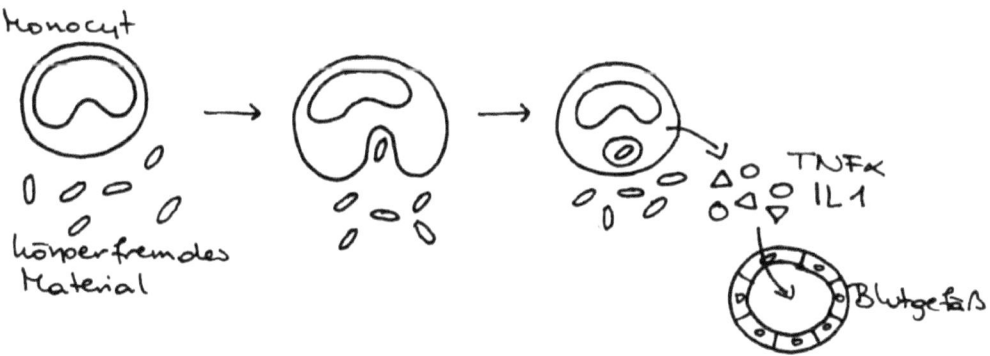

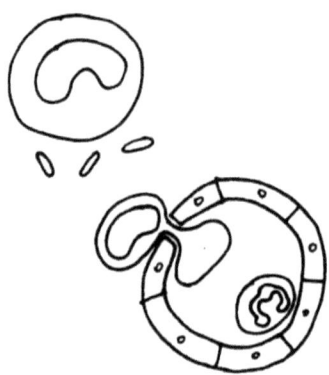

Monocyten sind jedoch nicht nur für die Phagocytose körperfremder Substanzen zuständig, sondern auch von gealterten oder pathologisch veränderten körpereigenen Zellen, wie Tumorzellen, oder – wie im Fall der Osteoklasten – von nicht an Zellen gebundenen Substanzen.

Neben der Phagocytose und dem Schädigen oder Abtöten von Mikroorganismen, spielen sie auch für die Antigenpräsentation, der Anlockung anderer Immunzelle, Blutgerinnung und der Initiation von Entzündungsreaktionen eine wichtige Rolle. Darin sind sezernierte Stoffe wie Cytokine, Enzyme und Enzyminhibitoren, Komponenten des Komplementsystems, Prostaglandine und Leukotriene involviert.

An ihrer Membran befinden sich sogenannte toll – like – receptors (TLR), mit deren Hilfe sie an Bakterien andocken können, genauer gesagt an hochkonservierte Strukturen an der Außenseite von Bakterien, sogenannte PAMPs, pathogen – associated molecular patterns. Neben den TL – Rezeptoren besitzen sie auch Rezeptoren für den Fc – Bereich von IgG und den Komplementfaktor C3b, folglich können sie auch mit Opsoninen besetzte Antigene erkennen.

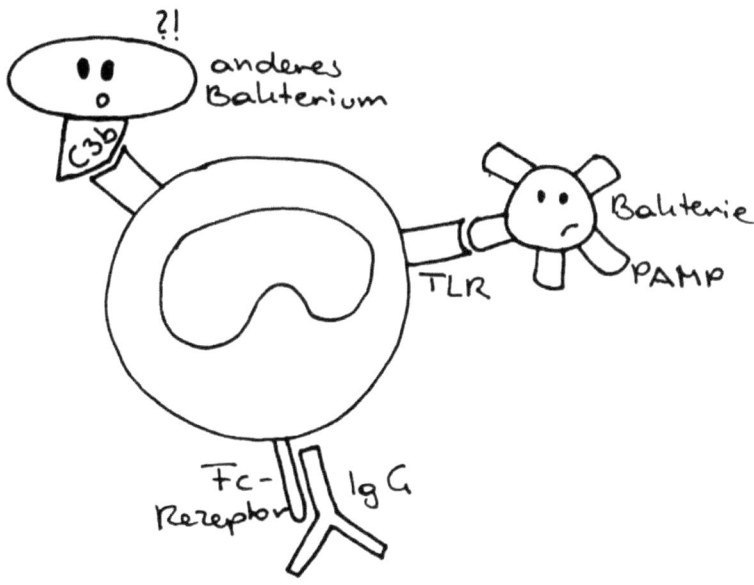

Durch die Aktivierung der Rezeptoren erfolgt die Ausschüttung verschiedener Cytokine und pro - inflammatorischer Faktoren, wie TNF α oder IL - 1, IL - 2 und IL - 6. Die Sekretion von Cytokinen bewirkt die Anlockung anderer Immunzellen, wie neutrophile Granulocyten und weitere Makrophagen. Des Weiteren wird die Phagocytose eingeleitet. Dazu bildet der Makrophage Zellfortsätze, sogenannte Pseudopodien, aus und umschließt damit das Pathogen.

Durch die Phagozytose entsteht ein Phagosom, dessen Inhalt in weiteren Schritten von dem Makrophagen verdaut wird. Die Bindung des Pathogens an den Makrophagen fährt in diesem den Sauerstoffstoffwechsel entscheidend hinauf, was die Bildung von reaktiven Sauerstoffradikalen zur Folge hat. Diese, gemeinsam mit reaktiven Stickstoffverbindungen und lysosomalen Enzymen, werden in das Phagosom eingeschleust und senken dort zum einen den pH - Wert auf 5, was wachstumshemmend auf die meisten Mikroorganismen wirkt, zum anderen greifen sie auch direkt Pathogene an.

Nachdem das Pathogen zerstört ist, werden einzelne Peptidfragmente davon mit MHC II – Molekülen assoziiert und an die Zelloberfläche der Makrophagen gebracht, um sie T – Helferzellen zu präsentieren. Für die Aktivierung der Lymphocyten wandern dendritische Zellen extra in den nächsten Lymphknoten.

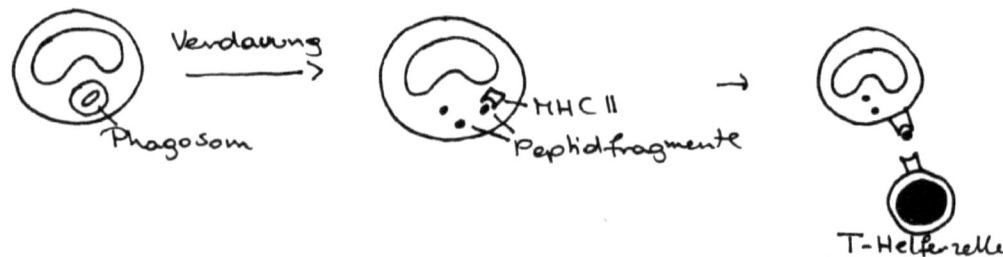

Makrophagen können auch Pathogene präsentieren, die sie selbst infizieren, da Bakterien in den Makrophagen Peptidfragmente produzieren, die dann von dem Makrophagen ebenfalls an den MHC II gebunden und auf die Zelloberfläche transportiert werden.

Damit die Immunreaktion nicht überschießt, werden nach einiger Zeit auch antiinflammatorische Cytokine wie IL – 10 ausgeschüttet.

6.3. Lymphocyten

Lymphocyten kann man in B – und T – Lymphocyten einteilen, hinzu kommt jedoch noch eine Fraktion, welche weder zu den einen noch zu den anderen gehört: die Natürlichen Killerzellen. Die Aufgabe aller Lymphocyten liegt in der Immunabwehr.

6.3.1. Natürliche Killerzellen

Natürliche Killerzellen machen ca 10 – 15 % der Lymphocytenpopulation im Blut aus und gehören zur angeborenen immunologischen Abwehr. Sie entwickeln sich, wie auch B – oder T – Lymphocyten, aus lymphoiden Stammzellen im Knochenmark und werden anschließend ins Blut abgegeben.

Natürliche Killerzellen sind größer als die anderen Lymphocyten und verfügen über viele Granula, in welchen sich cytotoxische Substanzen befinden.

*Aufgabe der natürlichen Killerzellen*

Wie ihr Name schon sagt, sind sie bereits „natürlicherweise", also ab ihrer fertigen Differenzierung, in der Lage Zellen abzutöten, ohne zuvor dafür sensibilisiert worden zu sein. Daher gehören sie auch zur „first line of defence". Sie sind vor allem für die Abtötung virusinfizierter und kranker körpereigener Zellen zuständig und können Veränderungen in der Oberflächenstruktur der Membranproteine, genauer gesagt des MHC I (major histocompatibility complex), feststellen.

Nahezu jede körpereigene Zelle besitzt an ihrer Membran MHC I – Moleküle. Diese Moleküle erhalten im Endoplasmatischen Retikulum der Körperzellen Peptidfragmente und werden anschließend auf die Zelloberfläche gebracht. Dort können sie dann von natürlichen Killerzellen abgetastet und überprüft werden. Wenn körpereigene Peptide an den MHC I gebunden sind, wird die Killerzelle nicht aktiviert.

Bei Virusinfektionen werden in den befallenen Zellen Virusteile hergestellt und anschließend zusammengebaut. Dadurch werden im Endoplasmatischen Retikulum nicht körpereigene Peptide an den MHC I gebunden, sondern Viruspeptide. Diese werden von natürlichen Killerzellen als körperfremd erkannt, wodurch sie aktiviert werden. In Folge dessen schütten sie ihre Granula mit Perforinen und Granzymen aus, die eine Lyse der Zelle verursachen. Perforine bilden, ähnlich dem Membranangriffskomplex des Komplementsystems, Poren in der Membran der Zelle und stört ihre Integrität, während Granzyme die Apoptose der Zelle einleitet.

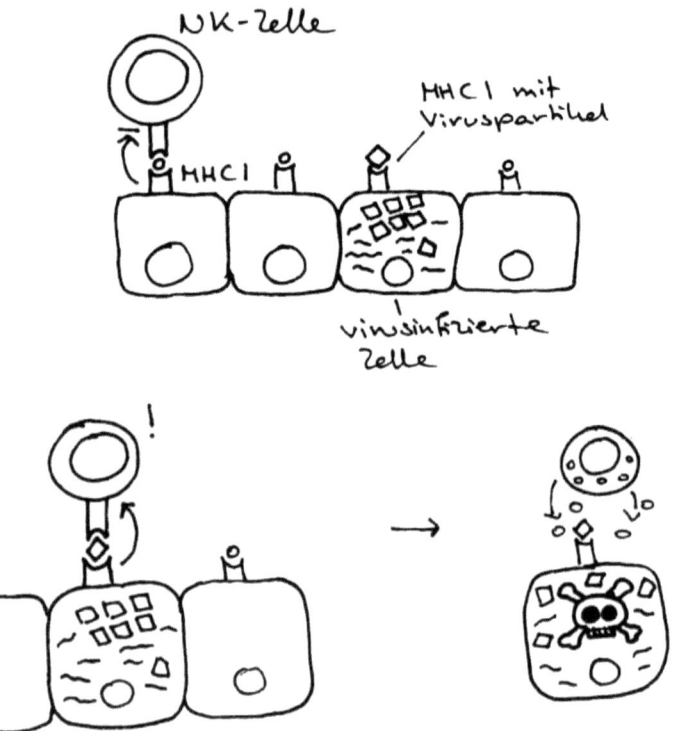

Die Aktivität von natürlichen Killerzellen kann durch Interferon γ und α (IFN γ, IFNα) und Interleukin 12 (IL – 12) gesteigert werden, welche von Makrophagen und T – Lymphocyten sezerniert werden. IFN γ schütten natürliche Killerzellen auch selbst aus und können folglich sich selbst – und natürlich auch andere ihrer Art – stimulieren.

### 6.3.2. B – und T – Lymphocyten
*Oft, wenn von Lymphocyten gesprochen wird, werden ausschließlich B – und T – Lymphocyten gemeint, die natürlichen Killerzellen werden außer Acht gelassen. In*

*diesem Unterkapitel (6.3.2.) wird dies – der Kürze und Einfachheit zuliebe – ebenfalls so gehandhabt.*

Lymphocyten sind im Mikroskop als kleine, 7 – 15 µm große Zellen mit großem, runden Kern zu sehen. Rund um den Kern befindet sich ein nur schmaler Streifen Cytoplasma, der auch oft als Cytoplasmasaum bezeichnet wird. Sie sind Zellen der erworbenen Immunantwort, die sich erst im Laufe des Lebens entwickeln muss. Funktionell kann man B – von T – Lymphocyten unterscheiden, wobei der Unterschied darin liegt, dass B – Lymphocyten die humorale, also lösliche Immunantwort bilden während T – Lymphocyten zur zellulären Antwort zählen. Im Blut befinden sich von den beiden Fraktionen nur ca 1%, der Großteil von ihnen lagert in peripheren lymphatischen Organen, wie den Lymphknoten oder der Milz.

Gebildet werden Lymphocyten, wie auch die anderen Leukocyten, im Knochenmark. Jedoch unterscheiden wir generell 2 Organsysteme in ihrer Entwicklung. Zum einen gibt es primäre lymphatische Organe, in denen die Lymphocyten gebildet werden und in denen sie reifen, wobei sie lernen körperfremd von körpereigen zu unterscheiden. Dazu gehören das Knochenmark und im Fall der T – Lymphocyten auch der Thymus. Der Thymus nimmt bis zur Pubertät kontinuierlich an Gewicht zu und unterliegt mit Beginn der Pubertät einer physiologischen lipomatösen Involution bis nur noch ein retrosternaler Fettkörper übrigbleibt. Auch das Knochenmark verändert sich im Laufe des Lebens und wird ebenfalls durch Fettzellen ersetzt. In sehr jungem Alter hat das rote Knochenmark noch fast 100 % seiner hämatopoetischen Zellen, zusätzlich dazu ist es bei Jungtieren noch in allen Knochen, bei Adulten vor allem in Sternum, Os ilium, Rippen, Wirbelkörper.

Zum anderen gibt es sekundäre lymphatische Organe, in denen sie sich befinden während sie ihrer Funktion nachgehen. Dazu gehören Lymphknoten, das Mukosa –

assoziierte Gewebe (MALT), wo sie auf Antigene reagieren, welche die Schleimhautbarriere passieren, die Milz und das Darmassoziierte Gewebe (GALT). In diesen Organen reagieren sie auf fremde Antigene und interagieren auch mit anderen Lymphocyten und Helferzellen – also Zellen, die Antigene präsentieren und somit als professionell Antigen – präsentierende Zellen bezeichnet werden, wie beispielsweise Makrophagen oder antigenpräsentierende Zellen. Sekundäre Lymphatische Organe entwickeln sich erst vollständig nach der Geburt, wenn sie im Laufe der Zeit unterschiedlichen Antigenkotakt.

Lymphknoten bestehen aus einer Bindegewebskapsel von welcher bindegewebige Septen, auch Trabekel genannt, in die Tiefe ziehen. Unter der Kapsel befindet sich der Kortex, welcher ruhende B – Zellen in den sogenannten primären Follikel enthält und von T - Helferzellen aktivierte B – Zellen in den sekundären Follikel. Dendritische Zellen präsentieren hier ihre Antigene und selektieren somit Ag – spezifische B – Zellen, die daraufhin proliferieren.

Darunter folgt der Parakortex, in welchem die T – Zellen und viele dendritische Zellen sind, wodurch naive T – Zellen auf ein passendes Antigen treffen und somit proliferieren können. Am innersten liegt die Medulla, in der sich Makrophagen, dendritische Zellen und verstreut auch Lymphocyten, die sich hier zu Plasmazellen differenzieren.

*B – Lymphocyten*

B – Lymphocyten sind nach der Bursa fabricii benannt, dem Ort an dem sie im Vogel geprägt werden und gleichzeitig dem Organ, in dem sie zum ersten Mal beschrieben wurden. Im Säugetier findet die Prägung im Knochenmark statt, wodurch es in diesem Zusammenhang als Bursaäquivalent bezeichnet wird. In der englischsprachigen Literatur wird das „B" allerdings auch oft von „bone marrow" abgeleitet.

B – Lymphocyten werden im Knochenmark aus den lymphoiden Stammzellen gebildet und bleiben auch dort, um ihre Immunkompetenz auszubilden. Bei Vögeln wandern sie hingegen für ihre Differenzierung in die Bursa fabricii. Während ihrer Reifung werden sie durch die klonale Selektion darauf geprüft ob sie körperfremde oder körpereigene Antigene erkennen. Lymphocyten, die körperfremde Antikörper nicht binden und solche die körpereigene binden, werden in Apoptose geschickt. Somit entsteht ein Pool an reifen, naiven Lymphocyten, die ins Blut abgegeben werden können, um in ein sekundäres lymphatisches Organ zu wandern bzw. im Blut zu zirkulieren.

Auf ihrer Oberfläche befinden sich IgM oder IgD, die als Antigenrezeptoren funktionieren. Wenn ein naiver B - Lymphocyt schließlich mit einem Antigen in Kontakt kommt, wird er aktiviert. Seine Aktivierung erfolgt entweder unabhängig von T – Lymphocyten, bei einfachen Antigenen, oder abhängig von T - Lymphocyten, wobei die unabhängige eine weitaus schwächere Immunantwort zur Folge hat.

B – Lymphocyten können Antigene präsentieren, indem sie solche aufnehmen, prozessieren und mittels MHC II einer T – Helferzelle zeigen. Die Aktivierung der T – Helferzelle hat zur Folge, dass der B – Lymphocyt das Signal zur Vermehrung und Differenzierung erhält.

Nach der klonalen Vermehrung des aktivierten B – Lymphocyten entwickeln sich die meisten der Nachkommen zu Plasmazellen und einige zu Gedächtniszellen. Da die Nachkommen Klone sind, haben sie dieselbe Ausstattung wie die Mutterzelle und besitzen somit die Spezifität für dasselbe Antigen.

Plasmazellen haben sehr viel raues endoplasmatisches Retikulum, was bereits auf die Stoffwechselaktivität der Zellen hindeutet. Diese Zellen produzieren bis zu 2000 Antikörper pro Sekunde und schütten diese anschließend in die Blutbahn aus. Plasmazellen selbst überleben nur wenige Tage.

Antikörper haben die Aufgabe Antigene zu binden und somit zu neutralisieren. Typische Antigene wären Oberflächenstrukturen von Mikroorganismen oder Toxine. Die Antigen – Antikörper – Bindung folgt dem Schlüssel – Schloss – Prinzip. Je besser die beiden zusammenpassen, desto höher ist die Affinität für die Bindung. Das bedeutet im Gegenzug auch, dass Antikörper auch Antigene binden können, die an den Bindungsstrukturen, den sogenannten Epitopen, nur geringfügige Abweichungen haben.

Antikörper können auch als Immunglobuline bezeichnet werden und sind $\gamma$ - Globuline, Y – förmige Moleküle, die aus 4 Polypeptidketten bestehen, 2 leichten (L - ) Ketten und 2 schweren (H - ) Ketten. Zusammengehalten werden diese Ketten durch Disulfidbrücken und nicht – kovalente Wechselwirkungen, die Antigenbindung erfolgt an einer gemeinsamen antigenbindenden Fläche. Diese antigenbindenden Strukturen erkennen selektiv Epitope, binden reversibel daran und können das Antigen somit neutralisieren.

Antikörper verfügen außerdem über eine Fc – Region, welche von den Fc – Rezeptoren an den B – Lymphocyten erkannt wird. Diese Bindung erleichtert die Phagocytose des Antigens.

Es gibt 5 verschiedene Klassen von Antikörpern: IgM, IgG, IgA, IgE und IgD.

IgG ist mit über 80 % das häufigste Immunglobulin, ist ein Y – förmiges Monomer und hat 2 leichte und 2 schwere Ketten. IgG können den klassischen Weg der Komplementkaskade einleiten, binden an Fc – Rezeptoren von neutrophilen

Granulocyten und Makrophagen und sind außerdem als einziger Antikörper plazentagängig.

IgM ist ein Pentamer und das häufigste Immunglobulin auf B – Lymphocyten, wobei sie aber auf deren Membran als Monomer vorkommen. IgM werden vor allem in der frühen Phase der Immunantwort gebildet und ist daher maßgeblich an der klassischen Komplementaktivierung beteiligt, kann aber auch selbstständig Toxine und Bakterien neutralisieren.

IgA ist ein Dimer, wird als sekretorisches IgA von Schleimhäuten sezerniert und vermittelt die frühzeitige Abwehr von Erregern auf Schleimhäuten des Gastrointestinaltraktes. Es verhindert zum einen das Eindringen von Pathogenen in den Körper indem es die Adhäsion selbiger verhindert. Sollten sie es doch schaffen, kann es trotzdem an sie binden und vermittelt die Transcytose zurück ins Lumen.

IgD kommen ebenfalls auf der Zellmembran von B – Lymphocyten vor, über ihre Aufgabe weiß man allerdings noch nichts Genaueres.

IgE kommt nur als Monomer vor und ist vor allem wichtig für die Aktivierung von Mastzellen, basophilen und eosinophilen Granulocyten. Damit macht es sich vor allem bei der Entstehung von allergischen Reaktionen vom Soforttyp (Typ 1) unbeliebt.

Zu den Aufgaben der Antikörper gehört nicht nur die Neutralisation von Pathogenen, also krankmachenden Stoffen oder Organismen, sondern auch die Markierung, die sogenannte Opsonisierung, und damit die Aktivierung des Komplementsystems und von natürlichen Killerzellen.

Nachdem Plasmazellen jedoch nur einige Tage leben, können sie nicht für das immunologische Gedächtnis zuständig sein. Dafür sind Gedächtniszellen zuständig, die ebenfalls bei der Teilung und Differenzierung der B – Lymphocyten entstehen und ihr gesamtes Leben lang teilungsfähig bleiben. Sollte ein Pathogen also zum zweiten Mal in den Organismus eindringen, werden diese Gedächtniszellen aktiviert. Daraufhin vermehren und differenzieren sie sich wieder zu Plasmazellen und einigen Gedächtniszellen. Die Differenzierung läuft aber hierbei um vieles schneller ab, wodurch das Pathogen bereits innerhalb weniger Stunden neutralisiert werden kann. Somit entstehen bei jeder neuen Infektion mehr Plasma – und auch mehr Gedächtniszellen, wodurch die Immunantwort bei jeder neuen Infektion verstärkt und schneller ablaufen kann. Somit wird bei jedem Antigenkontakt die Wahrscheinlichkeit einer Erkrankung verringert.

Da jeder Antikörper auf ein bestimmtes Antigen zugeschnitten ist und die Information über deren Aussehen erst im Laufe des Lebens gesammelt wird, gehören B – Lymphocyten zur erworbenen Immunantwort.

*T – Lymphocyten*

T – Lymphocyten gehören ebenfalls zur spezifischen oder erworbenen Immunantwort und sind Teil der zellulären Antwort. Sie sind nach dem Thymus benannt, dem Ort in dem sie geprägt werden. Verglichen mit B – Lymphocyten, deren Lebensspanne sich im Bereich von Tagen abspielt, sind sie sehr lange, nämlich Monate bis sogar Jahre, lebensfähig.

Die Bildung der T- Lymphocyten erfolgt aus den lymphoiden Stammzellen, die aus dem Knochenmark auswandern und in den Thymus einwandern. Im Cortex des Thymus befinden sich die gerade eingewanderten Lymphocyten, die jetzt als Thymocyten bezeichnet werden, die noch keine T – Zell – Rezeptoren (TCR) oder MHC - Rezeptoren und auch noch keine Co – Rezeptoren (CD4 bzw. CD8) haben. Im Laufe der Reifung wandern die Thymocyten immer weiter ins Mark des Thymus und entwickeln sowohl MHC –, CD 4 als auch CD 8 – Rezeptoren auf ihrer Zelloberfläche. Erst im weiteren Verlauf geht einer der beiden Co – Rezeptoren wieder verloren und somit sind sie CD4⁻/CD8⁺ oder CD4⁺/CD8⁻. CD 4 positive Zellen entwickeln sich zu T – Helferzellen, CD 8 positive Zellen zu cytotoxischen Zellen.

Während der Entwicklung im Thymus gibt es 2 wichtige Selektionsschritte: die positive und die negative Selektion. Bei der positiven Selektion überleben nur Thymocyten, die auf fremde Antigene reagieren, bei der negativen Selektion nur jene, die nicht auf körpereigene Antigene reagieren. Folglich werden defekte Zellen, also Zellen, die fremde Antigene nicht binden, und autoreaktive Thymocyten, solche, die körpereigene Peptide binden, in Apoptose geschickt. Bei diesem Vorgang, der als klonale Selektion bezeichnet wird, sterben mehr als 90 % der Zellen, der Rest wird als reife T – Zellen ins Blut oder in die Lymphe entlassen. Sie zirkulieren dann als naive T - Lymphocyten zwischen sekundärem lymphatischen Gewebe und der Blutbahn und warten auf ihre Aktivierung durch Antigenkontakt.

Im Gegensatz zu B – Lymphocyten können T – Lymphocyten Antigene nur dann erkennen, wenn sie an den MHC (Haupthistokompatibilitätskomplex) anderer Zellen gebunden sind.

Cytotoxische T – Zellen, auch CD 8 positive T – Zellen, werden durch Bindung ihres TCR (T – cell receptor) an einen antigengeladenen MHC – I aktiviert, T – Helferzellen oder CD 4 positive T – Zellen durch Bindung ihres TCR an MHC – II. Diese Einschränkung wird als MHC – Restriktion bezeichnet.

Cytotoxische T – Zellen töten die antigenpräsentierende Zelle, weil sie mit dem Antigen infiziert ist. Sie sollen also vor allem virusinfizierte oder entartete Zellen und auch Zellen, die mit bestimmten intrazellulären Bakterien infiziert wurden, abtöten. Da fast jede körpereigene Zelle den MHC I exprimiert, kontrollieren sie ständig den Zellbestand des Organismus. Sie wandern also ständig durchs Gewebe oder zirkulieren in der Blut – und Lymphbahn, bis sie ein passendes Antigen treffen und aktiviert werden. Durch die Aktivierung beginnen sie, neben der Beseitigung der infizierten Zelle, sich zu teilen, da Viren und Bakterien nur selten alleine kommen. Die Beseitigung der infizierten Zelle erfolgt über Sekretion von Cytokinen und Cytotoxinen an der Kontaktstelle. Zu den Cytokinen gehören IFN γ, TNF α und TNF β, zu den Cytotoxinen Perforine und Granzyme. Perforine bilden Poren in der Zielzellwand, wodurch deren Integrität zerstört wird, Granzyme lösen dagegen die Apoptose aus.

Da CD 4+ Lymphocyten nur Antigene an MHC II – Molekülen erkennen, sind sie auf die Aktivierung durch Makrophagen, B – Lymphocyten oder dendritische Zellen angewiesen. Diese Zellen nehmen Teile von Bakterien oder auch komplette Bakterien auf und verdauen sie intrazellulär. Anschließend bestücken sie ihre MHC II – Moleküle mit Peptiden dieser Bakterien und transportieren sie auf die Zellmembran, um es der Helferzelle zu zeigen. Durch die Aktivierung der T – Helferzelle teilt sie sich vielfach und entwickelt sich zur CD 4+ - T – Zelle. Da es unterschiedliche Aufgaben für diese Zellen gibt, haben sich unterschiedliche Arten von CD 4+ - T – Zellen entwickelt. $T_H1$ – Zellen sollen vor allem Makrophagen aktivieren, die durch Pathogene infiziert sind oder Pathogene aufgenommen haben. Je nachdem sorgt sie dafür, dass die Zelle das Pathogen abtötet oder schickt sie in den Tod. $T_H2$ – Zellen sind darauf spezialisiert Immunantworten gegen Parasiten zu stimulieren, fördern allergische Reaktionen und aktivieren B – Zellen. $T_H17$ – Zellen produzieren Interleukin 6 und Interleukine aus der Familie IL – 17 und fördern somit akute Entzündungen, indem sie neutrophile Granulocyten zur Infektionsstelle locken. $T_{reg}$ Zellen sollen die Immunantwort herunterregulieren und produzieren dafür IL – 10 und TGF - β.

Die auf die Aktivierung folgende starke Vermehrung der Lymphocyten wird als klonale Expansion bezeichnet und ist die Entstehung vieler identer Effektorzellen.

Jeder der entstandenen Klone hat dieselben Rezeptoren wie die Ausgangszelle und reagiert somit auf das selbe Antigen.

# 7. Thrombocyten

Thrombocyten werden auch als Blutplättchen bezeichnet, sind etwa 2 – 4 µm groß und besitzen beim Säuger keinen Kern. Bei Vögeln dagegen haben sie einen Kern und sind 4 – 8 µm groß.

## 7.1. Aufgabe der Thrombocyten

Die Aufgabe der Thrombocyten liegt in der Anlagerung an Bindegewebe und Endothelzellen bei Gefäßverletzungen, um Blutungen möglichst schnell zu stillen. Diesen Vorgang bezeichnet man allgemein als die Thrombocytenaggregation.

## 7.2. Leben eines Thrombocyten

Thrombocyten werden im Knochenmark aus Zellen der myeloiden Reihe gebildet. Unter dem Einfluss verschiedener Faktoren, unter anderem auch Interleukin 3 und Thrombopoetin (TPO), bilden sich zuerst Megakaryoblasten und daraus Megakaryocyten. Sobald diese ausgereift sind, verlassen sie das Knochenmark, treten in die Blutbahn ein und zerfallen in der Pulmonalarterie in bis zu 1000 Thrombocyten. Pro Sekunde werden zwischen 2 und 5 Millionen Blutplättchen gebildet.

Thrombocyten leben ungefähr 3 – 10 Tage und während dieser Zeit verändert sich das Muster der Kohlenhydrate an der Membran, wodurch sie in Milz und Leber von den Zellen des mononukleären Phagocytensystems (MPS) erkannt und phagocytiert werden.

## 7.3. Stoffwechsel der Thrombocyten

Thrombocyten besitzen zwar keinen Kern, können aber in begrenztem Umfang Proteine synthetisieren. Dafür besitzen sie Mitochondrien, einen Golgi – Apparat und ein glattes endoplasmatisches Retikulum. Des Weiteren sind viele Granula eingelagert, die man in elektronendichte Granula, α - Granula und Lysosomen einteilen kann.

In den elektronendichten Granula findet man Serotonin, Adeninnukleotide und anorganische Phosphate sowie Calcium. Adeninnukleotide, wie ATP und ADP, sind nicht nur intrazellulär für die Energiebereitstellung wichtig, sondern spielen auch extrazellulär wichtige Rollen in der Gefäßdilatation, der Hämostase und der Immunreaktion. Serotonin fördert die Aktivität der Thrombocyten und senkt den Blutdruck, indem es die Gefäße verengt und es somit zu einer Minderdurchblutung kommt.

α - Granula beinhalten Proteine wie den von – Willebrand – Faktor, Wachstumsfaktoren, Fibrinogen, Faktor V und VIII, Fibronectin, den Plättchenfaktor 4 (PF4) und Thrombospondin. Sie alle spielen eine Rolle in der Hämostase, Immunreaktion bzw. im Wundverschluss. PF4 beispielsweise neutralisiert Antikoagulantien wie Antithrombin III und fördert somit die Blutgerinnung. Des Weiteren wirkt es stark chemoattraktiv auf neutrophile Granulocyten und Fibroblasten, wodurch es in entzündlichen Prozessen eine gewisse Rolle spielt.

In den Lysosomen befinden sich, so wie auch in denen anderer Zellen, saure Hydrolasen.

## 8. Hämostase

Die Hämostase beschreibt die Blutstillung und ist der Mechanismus, der bei Verletzung eines Gefäßes dafür sorgt, dass der Blutverlust in Grenzen gehalten wird und die Heilung eingeleitet werden kann. Dafür verantwortlich sind 4 Mechanismen, die nacheinander ablaufen. Zuerst kommt es zur Vasokonstriktion, dann zur Bildung eines Thrombocytenaggregats, dann zur Gerinnung und schlussendlich auch zur Bildung von Bindegewebe und somit zum endgültigen Wundverschluss. Die ersten 3 Schritte erfolgen innerhalb von Sekunden bis Minuten, während die Zubildung von Gewebe Stunden bis Tage dauern kann.

### 8.1. Vasokonstriktion

Direkt nach der Verletzung treten Blutbestandteile aus. Um den Verlust möglichst gering zu halten, werden aus den verletzten Zellmembranen der Blutgefäßwand Thromboxane, wie Thromboxan $A_2$, und Prostaglandine frei, welche vasokonstriktorisch wirken. Zusätzlich dazu kommt es auch zu lokalen, myogenen Spasmen und einer Gefäßverengung durch neuronale Reflexe. Diese 3 Mechanismen verursachen eine deutliche Verringerung des Blutstroms durch das verletzte Gefäß.

Je nachdem wie schwer die Verletzung ist, kann die Vasokonstriktion Minuten bis Stunden andauern und verschafft somit der restlichen Hämostase die nötige Zeit, um die Blutung zu stillen.

### 8.2. Thrombocytenaggregation

Nachdem der Blutstrom reduziert wurde, können sich Thrombocyten an der verletzten Gefäßwand anlagern und bilden somit ein Thrombocytenaggregat, wodurch es zur primären Blutstillung kommt.

Durch die Läsion des Gefäßes liegen Bindegewebsstrukturen frei an die sich innerhalb von Sekunden Thrombocyten anlagern. Dabei spielt der von – Willebrand – Faktor (vWF) eine entscheidende Rolle. Der ist einerseits in den Granula der Thrombocyten selbst gespeichert, andererseits wird er auch vom Gefäßendothel produziert, die ihn ins Blut abgeben und in der subendothelialen Matrix speichern. Wird das Endothel verletzt, kann der von – Willebrand – Faktor aus dem Blut an die freiliegenden Kollagenfasern binden. Dadurch ändert sich seine Konformation, wodurch er mit Rezeptoren auf der Thrombocytenmembran in Kontakt treten kann. Das bewirkt eine erste Anlagerung der Blutplättchen an subendotheliale Matrix. Im Rückschluss bedeutet es aber auch, dass der von – Willebrand – Faktor nur dann an einen Thrombozyten binden kann, wenn er vorher an Kollagenfasern gebunden wurde.

Durch die Anlagerung an den von – Willebrand – Faktor, kommt es auch bei den Thrombocyten zu einer Formänderung und einer Freisetzung ihrer Granula. Es werden vor allem ADP, Serotonin und Thromboxan $A_2$ sezerniert, die an den Glycoproteinkomplex GPIIb/IIIa der bereits adhäsierten und der noch frei im Blut schwimmenden Thrombocyten binden, wodurch der seine Form verändert und an Fibrinogen anlagern kann. Das bewirkt, dass sich zwischen den Thrombocyten Brücken aus Fibrinogen bilden können, wodurch sich ein Thrombocytenaggregat, ein sogenannter Propf oder Thrombus, anlagern kann und das Gefäß vorerst verschließt.

Solange in diesen Thrombus nur Thrombocyten eingelagert sind, nennt man ihn einen weißen Abscheidungsthrombus. Abscheidungsthrombus deshalb, weil er nicht aufgelöst wird, sondern einfach durch das Blut mitgerissen wird.

Durch Faktoren, die dann bei der Gerinnung genauer besprochen werden, wird Fibrinogen zu Fibrin umgewandelt, wodurch das Thrombocytenaggregat vernetzt und stabilisiert wird. Des Weiteren kommt es zur Einlagerung von Erythrocyten, was ihm eine rötlichere Farbe und somit den Namen „roter Abscheidungsthrombus" einbringt.

Eine weitere blutstillende Maßnahme ist, dass sich schlussendlich auch die Cytoskelettelemente der Thrombocyten kontrahieren und somit für eine weitere Verkleinerung des Abstandes der Wundränder sorgen.

8.3. Gerinnung

Im Blut befinden sich sowohl Prokoagulantien, Stoffe, die eine Gerinnung fördern, als auch Antikoagulantien, also Stoffe, die eine Gerinnung hemmen. Die Entscheidung, ob es zu einer Gerinnung kommt, hängt damit davon ab, welche der beiden Fraktionen stärker vertreten ist. Bei einer Gefäßschädigung, gibt es mehr Prokoagulantien, da ein gewisser Faktor nur im Gewebe zu finden ist, wodurch es im Rahmen der Gerinnung zur Ausbildung eines Fibringerinnsels kommt.

Im Normalfall liegen die Gerinnungsfaktoren in inaktiver Form im Blut vor und werden erst durch proteolytische Spaltung in ihre aktive Form gebracht. Meistens sind die aktiven Formen selbst Proteasen und spalten von anderen, inaktiven Faktoren einen Teil ab, womit sie sie aktivieren. Dadurch entsteht eine Gerinnungskaskade, wodurch sich die Antwort mit jeder Ebene weiter verstärkt.

Der normalerweise ablaufende Weg der Gerinnung wird als das extrinsische Gerinnungssystem bezeichnet und beginnt damit, dass durch die Gefäßläsion Faktor III, auch als Gewebsthromboplastin oder Tissue Factor (TF) bezeichnet, mit Blut in Berührung kommt. Faktor III ist ein Protein, das bei vielen Zellen der subendothelialen Matrix in die Plasmamembran eingelagert ist. Im Blut befindet sich der Faktor VIIa, der bereits in geringen Mengen als aktivierter Faktor vorliegt. Durch die Bindung wird die Aktivität von Faktor VIIa allerdings um ein Vielfaches gesteigert, wodurch einerseits Faktor X direkt zu Faktor Xa aktiviert wird, andererseits wird auch Faktor IX zu IXa aktiviert, der dann mit dem Faktor VIIIa einen Komplex bildet, der ebenfalls Faktor X zu Faktor Xa umwandelt. Der aktivierte Faktor Xa kann anschließend mit dem bereits aktiven Faktor Va einen Komplex bilden, der als Prothrombinaktivator Faktor Xa/Va bezeichnet wird. Wie der Name schon sagt, aktiviert der Faktor Xa/Va Prothrombin, Faktor II, zu Thrombin, Faktor IIa. Thrombin spaltet dann von Fibrinogen, Faktor I, zu Fibrin, Faktor Ia. Die dadurch entstandenen Fibrinmonomere können sich zu Fibrinfäden zusammenlegen. Die Quervernetzung der Fibrinfäden wird hergestellt durch den Faktor XIIIa, den Fibrinstabilisierenden Faktor (FSF) oder Laki – Lorand – Faktor, der ebenfalls von Thrombin aktiviert wurde. Dadurch bildet sich im Endeffekt ein Fibrinnetz, das für einen stabilen Wundverschluss sorgt.

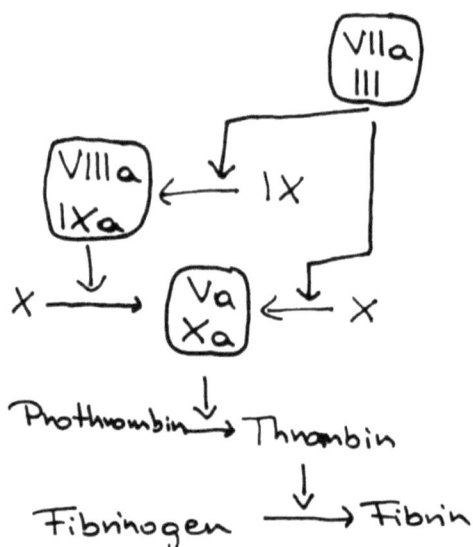

Die gesamte Kaskade spielt sich ausschließlich direkt an der verletzten Gefäßstelle ab, wodurch auch die Fibrinvernetzung nur hier stattfindet. Neben dem, dass der Faktor III ein Membranprotein ist, sorgen auch die Faktoren V und VIII dafür, da sich diese Plasmaproteine an die Phospholipide der Membranen anlagern. Aktiviert werden sie durch Thrombin, wodurch sie eine hohe Affinität für ihre Komplexpartner Faktor IXa bzw. Faktor Xa haben, die somit ebenfalls indirekt an die Membran gebunden werden.

Ein wichtiger Cofaktor bei der Gerinnungskaskade ist $Ca^{2+}$, was in der Praxis vor allem bei der Gewinnung von Blut deutlich wird. Soll das Blut nicht gerinnen, verwendet man vor allem häufig EDTA, daneben auch Citrat oder Oxalat. Alle diese Reagenzien fangen freie $Ca^{2+}$ - Ionen ab und verhindern das Ablaufen der Kaskade. Der Grund dafür liegt in der Tatsache, dass Phospholipide stark negativ geladen sind, genauso wie einige der Gerinnungsfaktoren. $Ca^{2+}$ bildet als zweifach positives Ion somit den idealen „Klebstoff", um die Anlagerung und Zusammenlagerung der Faktoren zu gewährleisten.

Kurz nachdem das extrinsische Gerinnungssystem aktiviert wurde, wird es auch schon durch den Tissue Factor Pathway Inhibitor (TFPI) gehemmt, indem er die Bildung von Faktor Xa verhindert.

Neben dem extrinsischen gibt es auch ein intrinsisches Gerinnungssystem, welches damit beginnt, dass durch die negativen Oberflächen, welche durch die Läsion freiliegen, der Faktor XII zu XIIa aktiviert wird. Der Faktor XIIa kann anschließend Faktor XI zu XIa umwandeln, wodurch durch diesen Faktor IX aktiviert wird zu Faktor IXa. Von da an läuft die Kaskade wie beim extrinsischen System weiter.

$$XII \longrightarrow XIIa$$
$$\downarrow$$
$$XI \longrightarrow XIa$$
$$\downarrow$$
$$IX \longrightarrow \boxed{\begin{array}{c} IXa \\ VIIIa \end{array}}$$
$$\downarrow$$
$$X \longrightarrow \boxed{\begin{array}{c} Xa \\ Va \end{array}}$$
$$\downarrow$$
$$Prothrombin \longrightarrow Thrombin$$
$$\downarrow$$
$$Fibrinogen \longrightarrow Fibrin$$

Das intrinsische System ist jedoch nicht getrennt vom extrinsischen zu betrachten, beide Systeme fließen ineinander. Beispielsweise kann der Faktor XI auch durch Thrombin aktiviert werden.

### 8.3.1. Gerinnungshemmung

Während das Endothel intakt ist, überwiegen die antikoagulatorischen, aber auch antithrombotischen und fibrinolytischen Systeme. Einerseits kann das Gewebsthromboplastin nicht mit Blut in Berührung kommen und somit auch keinen Komplex mit Faktor VIIa bilden, andererseits ist das Endothel, genauso wie die Thrombocyten stark negativ geladen, wodurch sich beide abstoßen und es nicht zur Plättchenaggregation kommen kann. Zusätzlich dazu sezerniert intaktes Endothel Prostaglandin $I_2$ ($PGI_2$) und Stickstoffmonoxid (NO), die beide eine intravasale Thrombocytenaggregation verhindern und vor allem in der Umgebung von Läsionen eine wichtige Rolle spielen, um die Gerinnung in ihrer Ausdehnung zu begrenzen.

Ein weiterer Mechanismus ist, dass sich auf den Endothelzellen Thrombomodulin befindet. Dieses Protein bindet Thrombin und ist somit in der Lage die Aktivierung von Fibrinogen zu verhindern. Außerdem aktiviert der Thrombomodulin – Thrombin – Komplex die fibrinolytische Protease Protein C, welches außerdem die Faktoren Va und VIIIa inaktiviert.

An den Endothelzellen befindet sich außerdem Heparansulfat, welches Antithrombin III aus dem Plasma bindet und somit seine Wirkung, Thrombin zu inaktivieren, verstärkt. Ähnlich wirkt auch das von Endothel – und Mastzellen freigesetzte Heparin.

### *8.3.2. Fibrinolyse*

Wenn im Rahmen des Wundverschlusses ein Fibrinnetz gebildet wurde, muss es natürlich während der Wundheilung auch wieder abgebaut werden. Dafür sorgt das Fibrinolysesystem, welches vor allem auf der Wirkung des proteolytischen Plasmins beruht. Plasmin liegt als inaktive Vorstufe Plasminogen vor und wird als solche in das Fibrinnetz eingebaut. Zeitlich verzögert wird aus dem geschädigten Gewebe und dem Endothel ein Plasminogenaktivator freigesetzt, der die Umwandlung von Plasminogen zu Plasmin fördert.

Der Plasminogenaktivator wird dem extrinsischen System zugeordnet, dahingegen werden andere Blutaktivatoren dem intrinsischen zugesprochen. Einer davon ist Faktor XIIa, der Präkallikrein zu Kallikrein umwandelt, welches dann Plasminogen aktiviert.

Plasmin selbst hat nicht nur fibrinolytische Eigenschaften, sondern baut auch Faktor Va und VIIIa ab, wodurch es die Neubildung von Fibrin behindert.

## 9. Immunreaktion

Immunreaktionen werden immer durch ein Antigen hervorgerufen, welches belebt oder unbelebt sein kann, löslich wie ein Toxin oder eine Struktur auf der Oberfläche eines Pathogens sein kann. Ein Antigen muss eine Reihe von Eigenschaften aufweisen. Es muss vom Immunsystem als fremd erkannt werden können, seine chemische Struktur darf nicht zu einfach sein, es muss ein Molekulargewicht von mindestens 15 000 kDa haben, sollte es darunter liegen kann es sich in Verbindung mit einem anderen Molekül, wie beispielsweise einem Plasmaprotein, zum Antigen werden – in dem Fall bezeichnet man es als Hapten, es muss die Möglichkeit bestehen es zu phagocytieren und enzymatisch abzubauen. Durch diese Voraussetzungen sind die meisten Antigene Proteine oder andere komplexe Moleküle, Aminosäuren, Fettsäuren oder Mono – und Disaccharide können demnach von sich aus keine Immunreaktion auslösen und gehören zu den Haptenen. Erst nach Kopplung an ein anderes Molekül, dem sogenannten Carrier, können diese eine Immunantwort auslösen. Beispiele für Haptene wären Nickel, Kupfer oder Kobalt.

Bei der Immunreaktion unterscheidet man die angeborene von der erworbenen oder adaptiven Immunantwort. Die angeborene Immunität hat den Vorteil, dass sie sofort Pathogene bekämpfen kann und dass sich die Zellen und die löslichen Komponenten an der Eintrittsstelle befinden. Sie ist somit die erste Abwehr des Körpers. Die humoralen Komponenten sind das Komplementsystem, Properdin als Komplementaktivator, Akute – Phase – Proteine (zB: Fibrinogen, C – reaktives Protein, Serum Amyloid A, Komplement C3 & MBL, Haptoglobin, Ferritin, TPO, Plasminogen), Interferone und verschiedene Enzyme wie Lysozym, Defensine und Opsonine. Von den Zellen gehören Makrophagen, Granulocyten, NK – Zellen und dendritische Zellen dazu. Die erworbene Immunantwort setzt im Vergleich später ein, ist aber dafür eine spezifische, also eine auf das Pathogen zugeschnittene Variante der Immunreaktion. Dabei wird nach erstem Antigenkontakt die Antikörperbildung aufgenommen und ein immunologisches Gedächtnis aufgebaut, wodurch beim zweiten Kontakt mit demselben Antigen die Antwort beschleunigt ablaufen kann. Die löslichen Komponenten liefern B – Lymphocyten indem sie Immunglobuline sezernieren, die T – Lymphocyten stellen hingegen die zellvermittelte Abwehr dar.

Beide Immunantworten kommen bei einer Infektion parallel zum Einsatz und an vielen Stellen greifen sie auch ineinander über, wie beispielsweise bei der Antigenpräsentation durch dendritische Zellen.

## 9.1. Komplement

Das Komplementsystem gehört zu den angeborenen Abwehrmechanismen und umfasst etwa 20 verschiedene Plasmaproteine, die von der Leber gebildet und anschließend ins Blut abgegeben werden. Ihren Namen bekamen sie von ihrer ergänzenden, also komplementierenden Funktion für das Immunsystem bei der Abwehr von Bakterien. Die Aufgaben des Komplementsystems umfassen die Anlockung anderer Immunzellen durch Chemotaxis, sowie die Bakteriolyse und Opsonisierung.

Die einzelnen Bestandteile werden als Komplementfaktoren bezeichnet, die meist in inaktiven Formen, als sogenannte Pro – Enzyme, im Blut vorliegen. Die Aktivierung erfolgt durch andere Komplementfaktoren, wodurch sich wie bei der Blutgerinnung eine Kaskade ergibt, durch die das erste Signal vielfach verstärkt wird. Bei der Aktivierung werden die Faktoren jeweils in einen löslichen, kleineren Teil a und einen größeren, gebundenen Teil b gespalten.

Bei der Aktivierung werden 3 unterschiedliche Wege beschrieben: der klassische Weg, der alternative Weg und der Lectin – Weg.

### 9.1.1. Der klassische Weg

Für den klassischen Weg gilt die Voraussetzung, dass sich bereits Antikörper an die Antigene, also die körperfremden Substanzen, die bekämpft werden sollen, geheftet haben. Wenn man sich die Hauptangriffsziele des Komplementsystems ansieht, handelt es sich dabei meist um Bakterien.

Zu Beginn steht also ein Antigen – Antikörper – Komplex, nehmen wir als Beispiel ein Bakterium, das mit IgG – Moleküle besetzt ist. Darauf setzt sich der Komplementfaktor C1. Dieser Faktor besteht aus 3 Komponenten: C1q, C1r und C1s. C1q bindet an die gebundenen IgG – Moleküle, wodurch sich die Konformation von C1q ändert.

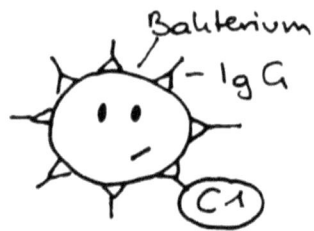

Durch die Konformationsänderung wird C1r und dadurch dann auch C1s aktiviert. C1s hat nun die Aufgabe den Faktor C4 in C4a und C4b zu spalten. C4b bleibt an der Oberfläche des Bakteriums, wodurch sich der Faktor C2 anlagern kann.

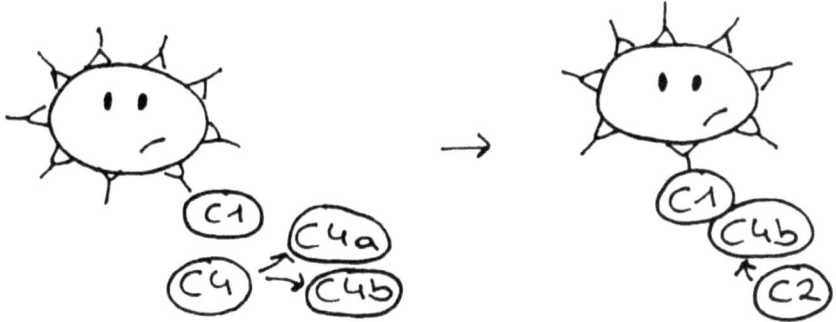

Das gebundene C2 kann von C1s gespalten und somit aktiviert werden. C2b bleibt, genauso wie C4b zuvor, auf der Oberfläche des Antigens kleben und verbindet sich mit eben diesem zum C4bC2b – Komplex, der C3 – Konvertase. Dieser Komplex aktiviert C3, indem er C3a abspaltet und bindet anschließend mit einem C3b, wodurch die C5 – Konvertase, der Komplex C4bC2bC3b, entsteht. Die restlichen C3b lagern sich ebenfalls an das Pathogen an, wodurch sie opsonisiert wird. Die Opsonisierung eines Pathogens ist für Makrophagen wie das Draufkleben eines Post – its mit der Aufschrift „Friss mich".

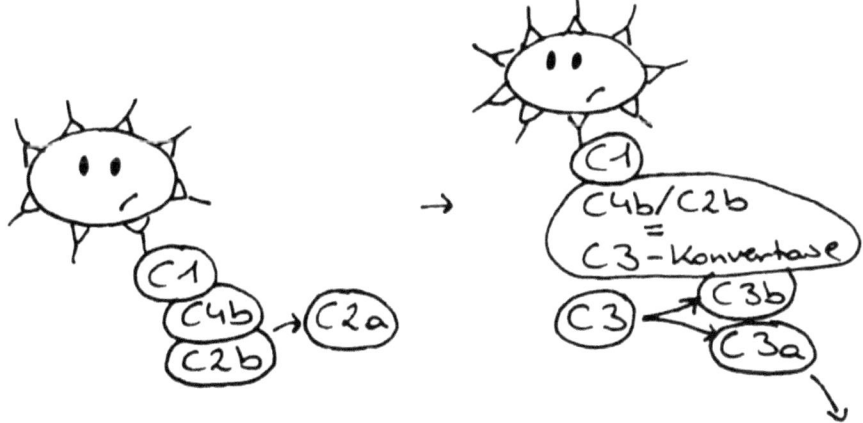

Die C5 – Konvertase spaltet dann C5 in C5a und C5b und leitet die Bildung eines lytischen Komplexes ein, wobei sich hier alle 3 Wege treffen.

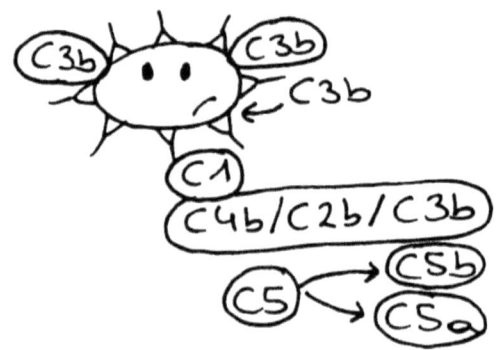

## 9.1.2. Der alternative Weg

Der alternative Weg beginnt mit der ständig ablaufenden spontanen Spaltung des Komplementfaktors C3 in C3a und C3b. Wenn es keine Zelle findet, an dessen Oberfläche es andocken kann, wird es durch andere Enzyme im Plasma wieder inaktiviert.

$$C3 \rightleftarrows \begin{array}{c} C3a \\ C3b \end{array}$$

Bei dieser ersten Reaktion ist es für das C3b egal, ob es sich auf einer körpereigenen oder einer körperfremden Zelle befindet. Es spaltet in der Folge den Faktor B in Ba und Bb. Die Aktivierung von Faktor B wird von Faktor D verstärkt und nach der Spaltung lagert sich Bb mit der Unterstützung von Properdin an C3b an. Körpereigene Zellen haben Schutzmechanismen, um die Komplementaktivierung hier zu unterbinden, die Funktion von Faktor Ba ist bisher noch ungeklärt.

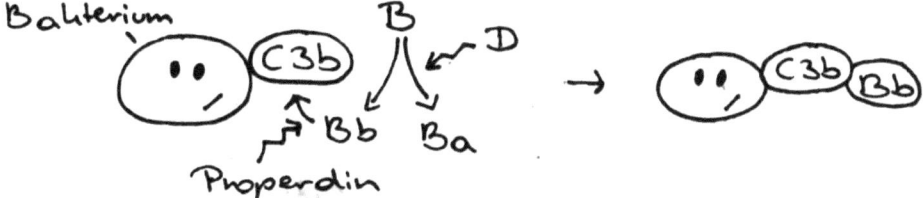

Durch die Bindung von Faktor Bb an Faktor C3b wird die weitere Spaltung von C3 gefördert, wodurch mehr C3b und – derzeit noch als Nebenprodukt – C3a entsteht. An den bestehenden C3bBb – Komplex, der auch als C3 – Konvertase des alternativen Weges bezeichnet wird, lagert sich ein weiteres C3b an. Der nun entstandene C3bBbC3b – Komplex stellt die C5 – Konvertase des alternativen Weges dar, wodurch an dieser Stelle wieder alle Wege zusammenführen.

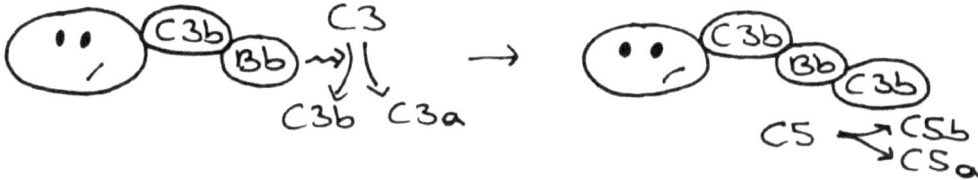

Der alternative Aktivierungsweg wirkt als Verstärker bei der klassischen Aktivierung mit, denn sobald C3b vorhanden ist, wird die spontane Aktivierung von C3 aus dem alternativen Weg gefördert.

### 9.1.3. Der Lectin – Weg

Der Lectin – Weg wird vom Mannan – bindendes Lectin (MBL) eingeleitet, welches ein Glykoprotein darstellt und an Mannose und ähnliche Zucker binden kann. Diese Art von Zucker befindet sich vor allem häufig auf der Membran von Pathogenen.

Findet des MBL einen solchen Zucker, bindet es sich daran und aktiviert damit bestimmte Proteasen, die man als MBL – assoziierte Serin – Proteasen – kurz MASP – bezeichnet. Diese Proteasen sind funktionell mit C1r und C1s aus dem klassischen Weg gleichzusetzen, sie spalten C4 und anschließend C2, über eine direkte

Möglichkeit C3 zu spalten wird noch diskutiert. Sicher ist, dass durch die Aktivierung von C4 und C2 wieder ein C4bC2b – Komplex entstehen kann, der als C3 – Konvertase wiederum C3 spalten kann. Aus dieser Reaktion entsteht wieder C3b, welches sich einerseits an das Pathogen, andererseits an den Komplex anlagert und somit die C5 – Konvertase, den C4bC2bC3b – Komplex, bildet.

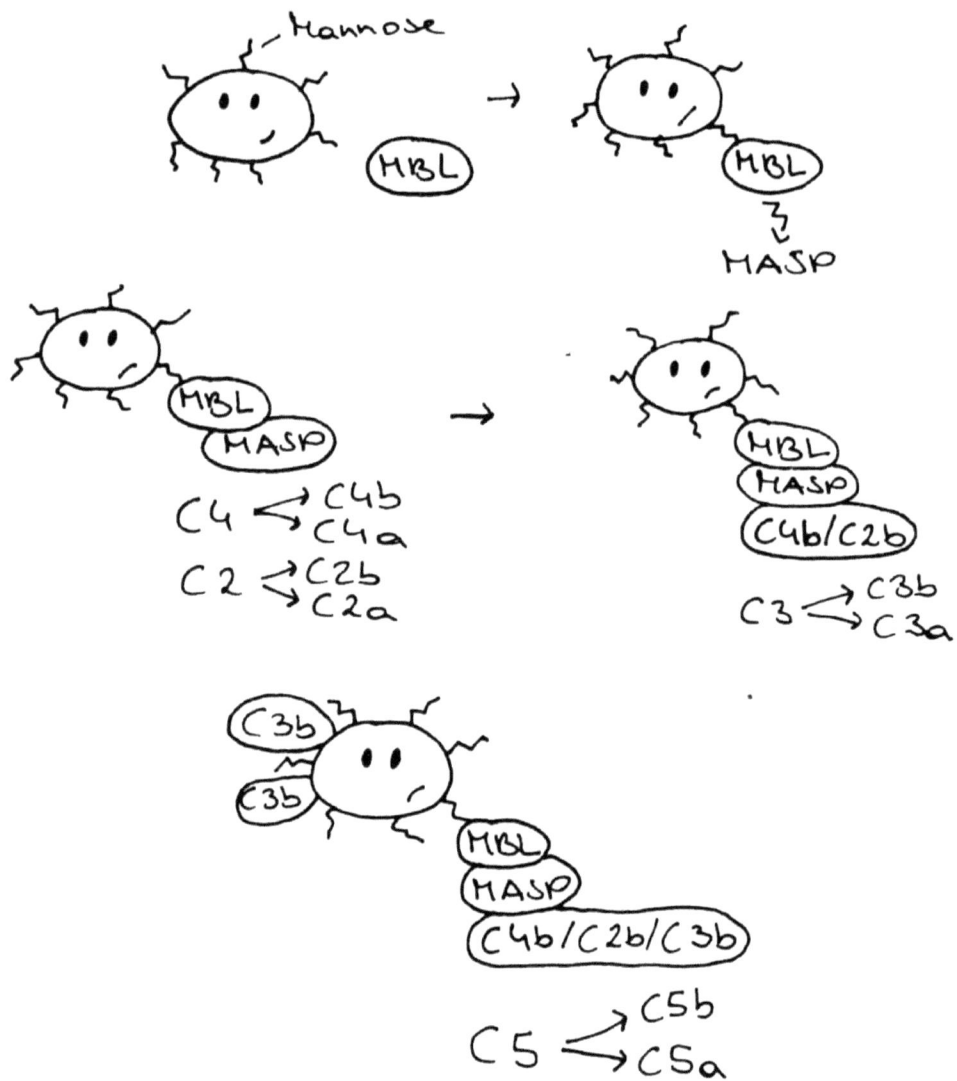

### 9.1.4. Membranangriffskomplex

Nachdem bei jedem der drei Wege die C5 – Konvertase gebildet wurde, wird der Komplementfaktor C5 davon gespalten. C5a wird abgespalten, während C5b die Bildung eines Membranangriffskomplex initiiert. Die Aktivierung von C5 löst eine Anlagerung der Komplementfaktoren C6, C7 und C8 aus, wodurch der Komplex C5bC6C7C8 entsteht.

$$C5 \rightarrow \begin{matrix} C5a \\ C5b \end{matrix}$$

$$C6 \uparrow C7$$
$$C8$$

C6 hat dabei lediglich die Funktion eine Andockstelle für C7 zu bilden, während dieses als amphiphiles Molekül den Komplex in die Membran des Pathogens einbringt. C8 kann, sobald es in den Komplex eingebaut ist, bis zu 14 Komplementfaktor C9 polymerisieren, der schließlich eine Pore in der Membran bildet, durch den die Zellintegrität des Pathogens verloren geht. Durch die Pore können zwischen Zellinnerem und Zelläußerem ungehindert Stoffe und Wasser ausgetauscht werden, wodurch es zur Lyse des Pathogens kommt.

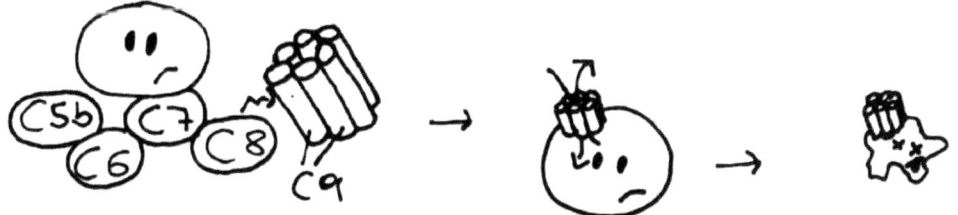

Neben dem Membranangriffskomplex haben die Komplementfaktoren noch andere Aufgaben. C3a, C4a und C5a sind allesamt entzündungsvermittelnde Peptide, die eine anaphylaktische Reaktion auslösen und werden deshalb als

Anaphylatoxine bezeichnet. Sie regen Mastzellen an, ihre Granula auszuschütten, wodurch es lokal zur Vasodilatation und Anlockung von Leukocyten durch Histamin kommt. In den Granula befinden sich auch Proteoglykane wie beispielsweise Heparin, welches lokal die Blutgerinnung hemmt, Serinproteasen, Prostaglandine, Leukotriene und Cytokine.

Prostaglandine zählen zu den Schmerzmediatoren, setzen also die Reizschwelle durch rezeptorvermittelte Vordepolarisationen für Schmerzrezeptoren, sogenannte Nozizeptoren, herunter. Dadurch kommt es im betroffen Bereich zu einer erhöhten Schmerzempfindlichkeit, einer Hyperalgesie. Leukotriene steigern die Kapillarpermeabilität und wirken gleichzeitig chemotaktisch auf Leukocyten.

Zusätzlich dazu sind C3a, C4a und C5a auch chemotaktisch aktiv und locken Phagocyten an. C2a hingegen ist die Vorstufe von Kinin, welches ein Gewebshormon ist. Es zählt einerseits wie die Prostaglandine oder Histamin zu den Schmerzmediatoren, andererseits verursacht es auch eine Vasodilatation, also Weitstellung der Gefäße.

C3b hat wie bereits besprochen eine entscheidende Rolle bei jedem der 3 Wege als Teil von Konvertasen, lagert sich aber gleichzeitig als Opsonin an die Membran der Pathogene an. Da Phagocyten Rezeptoren für Opsonine haben, werden sie von C3b dazu motiviert das Pathogen oder was davon nach der Bildung des Membranangriffskomplexes übrig ist, zu phagocytieren.

*9.1.5. Schutz vor dem Komplementsystem*

Da das Komplementsystem auch in der Lage wäre körpereigene Zellen zu zerstören und über den alternativen Weg auch ständig an diese andockt, müssen diese über Schutzmechanismen verfügen, um überleben zu können.

Einer dieser Schutzstrategien ist, dass sich neben den Komplementfaktoren auch Komplementinhibitoren im Plasma befinden, wie der C1 – Inhibitor. Er trennt die Untereinheiten C1r und C1s vom Faktor C1 ab und verhindert somit, dass der klassische Weg aktiviert wird. Erst wenn genügend Immunglobuline an einer Stelle vorhanden sind überwiegt die Aktivierung des klassischen Weges.

Eine zweite Möglichkeit ist zu verhindern, dass die Komplementfaktoren überhaupt an die Zellmembran binden können. Dafür haben körpereigene Zellen die Proteine DAF (decay – accelerating factor, Abbaubeschleunigungsfaktor) und CR1 (complement receptor 1). DAF verhindert die Anlagerung von C2 an C4b bzw. löst es wieder los, wenn es schon gebunden ist. CR1 ist mit dem Faktor I verbunden, welcher C3b und C4b durch eine weitere Spaltung inaktivieren kann.

Sollte die Zelle erst sehr spät versuchen ihre Lyse zu verhindern, kann sie durch das Molekül CD59 an seiner Membranoberfläche die Anlagerung von C9 verhindern.

### 9.2. Akute – Phase – Proteine

Akute – Phase – Proteine gehören zum humoralen Teil der unspezifischen Immunantwort und werden von der Leber gebildet. Sie rufen bei ausgedehnten Infektionen einerseits systemische Veränderungen hervor, wie beispielsweise Fieber, Inappetenz oder Anstieg der Leukocytenzahl, andererseits entfalten sie auch lokal ihre Wirkung. Wichtige Akut – Phase – Proteine sind das C – reaktive Protein (CRP), Serum – Amyloid – A – Proteine (SAA), Fibrinogen, die Komplementfaktoren C3 und C4, Plasminogen, Faktor VIII und der von – Willebrand – Faktor.

Fibrinogen, Plasminogen, Faktor VIII und der von – Willebrand – Faktor spielen wichtige Rollen bei der Hämostase. Die Komplementfaktoren C3 und C4 sind einerseits ein Teil der Kaskade zur Bildung des Membranangriffskomplexes und somit der Bakteriolyse, andererseits opsonisieren sie auch körperfremde Partikel, um die Phagocytose durch Makrophagen zu erleichtern, und sind chemotaktisch aktiv, um Immunzellen zum Ort des Geschehens zu locken.

C – reaktives Protein kann an die Zellwand von Bakterien und Pilzen binden und somit das Komplementsystem aktivieren, wie ein Antikörper, außerdem wirkt es so auch opsonisierend und regt Makrophagen zur Phagocytose an.

Serum – Amyloid – A – Proteine haben in der Immunantwort mehrere Aufgaben, wie die Aktivierung von Enzymen, welche die extrazelluläre Matrix abbauen, damit Immunzellen besser hindurchkommen, und die Anlockung eben dieser.

## 9.3. Ablauf einer Entzündungsreaktion

Während die angeborene Immunantwort bereits voll in Gang ist, setzt auch langsam die erworbene Immunantwort ein und wird mit der Zeit immer effektiver. Dabei ist erstere unbedingt erforderlich, damit die adaptive Immunantwort überhaupt anlaufen kann, denn die freigesetzten Cytokine sowie die für Lymphocyten aktivierenden Moleküle entstehen erst im Laufe der initialen Immunreaktion.

Pathogene müssen, um überhaupt eine Immunreaktion auszulösen, einen Infektionsherd bilden, entweder indem er eine epitheliale Oberfläche besiedelt oder sie durchdringt und sich dann anschließend in tieferen Schichten ansiedelt.

Die meisten Pathogene werden in diesem Stadium bereits von der angeborenen Immunantwort, meist von den dort ansässigen Makrophagen, erfolgreich vernichtet. Die Makrophagen schütten anschließend Cytokine, wie Interleukin 1 und TNF α, aus, um eine lokale Entzündungsreaktion zu induzieren. Diese hat 3 wesentliche Funktionen. Erstens sollen weitere Effektorzellen und – moleküle an den Infektionsherd gelockt werden, um die Makrophagen zu unterstützen.

Zweitens entsteht eine lokal begrenzte Blutgerinnung als physikalische Barriere, damit sich die Infektion nicht im Blutkreislauf ausbreiten kann. Drittens wird die Heilung des durch die Pathogene geschädigten Gewebes gefördert.

Eine Entzündung hat 5 Kardinalsymptome: Rubor, Calor, Dolor, Tumor und Functio laesa (Röte, Hitze, Schmerz, Schwellung, Funktionsverlust). Die Schwellung wird ausgelöst, da das Endothel durch die ausgeschütteten Amine Serotonin und Histamin nicht mehr dicht ist und somit Plasma aus den Gefäßen austreten kann. Dadurch entsteht lokal ein Ödem, das außerdem durch die Drucksteigerung zu Schmerzen und durch die Ansammlung von Plasmaproteinen und somit auch von Bestandteilen des Komplementsystems führt. Eine weitere positive Eigenschaft des Ödems ist, dass eventuell produzierte Toxine verdünnt werden und somit nicht den gleichen Schaden anrichten, wie sie es in höheren Konzentrationen tun würden.

Der Schmerz wird nicht nur durch die Drucksteigerung, sondern auch durch Prostaglandine und Histamine ausgelöst.

Rubor und Calor werden durch die Vasodilatation der nahen Blutgefäße hervorgerufen, da somit der lokale Blutfluss erhöht wird. Gleichzeitig wird jedoch die Fließgeschwindigkeit verringert und die Adhäsionsmoleküle P – und E – Selektine an den Endothelzellen exprimiert, damit zirkulierende Leukocyten auswandern können. Leukocyten besitzen ebenfalls Selektine, allerdings L – Selektine, als Adhäsionsmoleküle, welche an die Selektine der Endothelzellen binden können. Die Bindung ist allerdings eher schwach und wird immer wieder durch den Blutstrom unterbrochen. Daher kommt es zu einem Entlangrollen der Leukocyten am Endothel und somit zu einer Verringerung ihrer Geschwindigkeit.

Zu der Ausbildung von Selektinen kommt hinzu, dass IL – 1 und TNF α zur Expression von Chemokinen an der Endotheloberfläche führt. Diese Chemokine werden von Leukocyten erkannt während sie vorbeirollen. Chemokine bewirken, dass die Bindung zwischen Endothel und Leukocyten verstärkt wird und das Entlangrollen sich verlangsamt. Zusätzlich bildet das Endothel durch die Anwesenheit von Chemokinen ICAM – 1 (intercellular adhesion molecule) auf ihrer Oberfläche aus, wodurch die Bindung an die Integrine LFA – 1 der Leukocyten derart verstärkt wird, dass sie kleben bleiben.

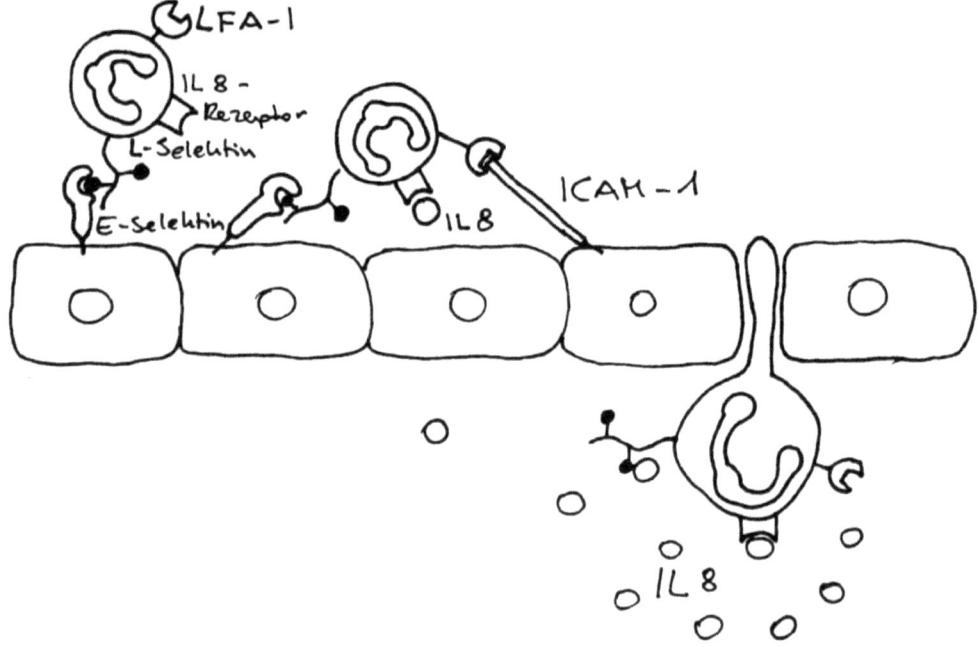

Schlussendlich können sie entlang des Konzentrationsgradienten der Chemokine zwischen den Endothelzellen durchschlüpfen und wandern amöboid durch das Gewebe zum Infektionsort. Um die Wanderung möglich zu machen, werden Teile der extrazellulären Matrix aufgelöst, indem die Leukocyten Proteasen ausschütten.

Die ersten weißen Blutkörperchen, die an die Infektionsstelle kommen sind neutrophile Granulocyten, denen Monocyten folgen, die sich wieder in

Gewebsmakrophagen umwandeln. Neutrophile Granulocyten sind nicht sonderlich langlebig und sterben relativ bald nach der Phagocytose. Dadurch bilden sie Eiter, der hauptsächlich aus toten und absterbenden Neutrophilen besteht.

Durch die Aufnahme von Antigen wandeln sich dendritische Zellen in aktivierte antigenpräsentierende Zellen um, die anschließend zum nächstgelegenen Lymphorgan wandert, um das aufgenommene Antigen naiven T – Zellen zu präsentieren. Wenn eine passt wandelt sie sich zu einer T – Effektorzelle um, die entweder ins Gewebe auswandern kann, um dort als zelluläre Immunantwort Antigene zu suchen, oder bleibt wo sie ist, um B – Zellen zu aktivieren. Was genau passiert ist von der Art von Cytokinen abhängig, die von der antigenpräsentierenden Zelle ausgeschüttet werden. Am Anfang einer Infektion sollen vor allem $T_H17$ – Zellen eine möglichst starke Entzündung am Infektionsort auslösen, bei chronischerem Geschehen werden $T_H1$ oder $T_H2$ – Zellen stimuliert.

In späteren Stadien der Entzündung kommen immer mehr andere Leukocyten zur Infektion, neben denen des angeboren auch solche des erworbenen Immunsystems, wenn es ersterem nicht gelingt die Pathogene zu vernichten.

9.4. Immunevasion

Die Immunevasion oder Immunescape ist der Vorgang, bei dem Pathogene einer Vernichtung oder sogar Entdeckung durch das Immunsystem entgehen, entweder durch spezifische Mechanismen oder durch Mutationen. Dabei handelt es sich sowohl um endogene Pathogene, wie Tumore, als auch exogene, wie Viren, Bakterien und Parasiten.

Die erste Möglichkeit ist die Veränderung der Oberflächenantigene durch Mutationen, die man als Fluchtmutationen bezeichnet (escape mutants), die zum Teil einfach nur neu und somit fremd für das Immunsystem sind, zu einem gar nicht so geringen Anteil aber auch körpereigene Epitope nachahmen. Dieser Vorgang wird als molekulares Mimikry bezeichnet. Bei Viren mit segmentiertem Genom kann zusätzlich zu den spontanen Mutationen auch ein Austausch von Segmenten stattfinden, der sogenannte Antigenshift.

Weitere Möglichkeiten für Pathogene bestehen darin, dass sie sich innerhalb einer körpereigenen Zelle aufhalten, die Synthese eigener Antigene herunterregulieren, Immunzellen zerstören, sich fressen lassen aber dann die eigene Verdauung in der antigenpräsentierenden Zelle behindern, die Antigenpräsentation durch Unterdrückung der Expression des MHC I verhindern, den T – Zell – induzierten Zelltodes verhindern, mit Cytokinen in Wechselwirkung treten, die selbstinduzierte Apoptose der Wirtszelle verhindern oder einfach Zellen infizieren, welche ein sogenanntes Immunprivileg genießen, also nur sehr eingeschränkt von Immunzellen zerstört werden können, wie Neuronen oder Stammzellen.

### 9.5. Immunisierung

Die Immunität beschreibt die Summe aller erworbener und spezifischer Abwehrmechanismen gegen Krankheitserreger, im Gegensatz zur Resistenz, die angeboren und unspezifisch ist.

Immunisieren kann man entweder mit aktiven oder passiven Stoffen, wobei beides seine Vor – und Nachteile hat. Aktiv wird durch die Verabreichung der Pathogene selbst oder ihrer Antigene immunisiert. Bei ersteren werden die Pathogene verändert oder komplett inaktiviert, sodass sie kaum noch gefährlich sind für den Patienten. Dafür gibt es mehrere Möglichkeiten wie Bestrahlung, Hitze, Genmanipulation oder Passagierung durch unterschiedliche Zelllinien, bis sie die eigentlichen Wirtszellen nicht mehr infizieren können. Durch die Infektion mit dem

Erreger werden sämtliche Teile des Immunsystems angesprochen und es entstehen im Endeffekt Gedächtniszellen, wodurch eine jahrelange Immunität gegenüber dem Erreger gewährleistet ist. Der Nachteil hiervon ist jedoch, dass bis zur Entwicklung dieser Immunität mehrere Wochen vergehen und dass unter Umständen mehrfach vakziniert werden muss.

Die Verwendung passiver Vakzinen bedeutet, dass die für das Pathogen wirksamen Antikörper in den Patienten eingebracht werden. Auf der Hand liegt der Vorteil: eine schnelle und wirkungsvolle Abtötung vorhandener Antigene. Der Nachteil ist jedoch, dass die Wirkungsdauer sehr kurz ist, da keine Gedächtniszellen gebildet werden.

## 10. Blutgruppen

Wie alle Zellen haben auch Erythrocyten eine gewisse Oberflächenstruktur, die durch Glykoproteine und – lipide bestimmt wird. Da manche dieser Moleküle durch verschieden kombinierbare Allele kodiert werden, kommt es zur Bildung von Blutgruppen. Wenn eine falsche Blutgruppe für eine Transfusion verwendet wird, bildet der Körper IgM Antikörper gegen die körperfremden Erythrocyten, es kommt zur Agglutination durch Komplementaktivierung und zur Hämolyse.

### 10.1. Menschliche Blutgruppensysteme

Der Mensch hat ein AB0 – System. Blutgruppe A hat am Ende der Glykolipide ein N – Acetylgalactosamin, Blutgruppe B hat dort eine Galactose, bei Blutgruppe 0 fehlt dieses Ende und Blutgruppe AB hat demzufolge beide Zuckerreste. Anders als bei anderen Blutgruppensystemen gibt es hier bereits Antikörper gegen den jeweils anderen Zuckerrest noch bevor es zu einem Kontakt gekommen ist. Der Grund sind über den Darm aufgenommene Substanzen, welche dieselbe Zuckerstruktur haben und nur die Vernichtung autoreaktiver Lymphocyten verhindert, dass die eigenen Erythrocyten angegriffen werden.

Beim Rhesus – System handelt es sich um Antigene auf der Erythrocytenoberfläche, gegen die es keine präformierten Antikörper gibt. Somit kommt es erst nach Kontakt mit andersartigem Blut zur Immunreaktion und zur Bildung von Antikörpern. Rh – negativ bezeichnet dabei das Fehlen des Antigens D, während rh – positiv seine Anwesenheit auf der Membran bezeichnet.

## 10.2. Blutgruppensysteme der Tiere

Unsere Haustiere haben unterschiedliche Blutgruppensysteme, die jedoch selten klinisch relevante präformierte Antikörper gegen andere Blutgruppen bilden, es können jedoch trotzdem Kreuzreaktionen mit anderen Antiköpern auftreten.

Hunde haben 8 verschiedene Blutgruppensysteme, Katzen nur eines mit natürlichen Antikörpern, Pferde haben 7, Rinder 11, Schafe 6 und Schweine 16. Durch die hohe Komplexität eines Systems beim Rind ergeben sich Millionen Kombinationsmöglichkeiten. Katzen dagegen sind abhängig von Land und Rasse zu 75 – 95 % A – positiv und zwischen 5 – 25 % B – positiv. Der Rest hat die Blutgruppe AB. Da fast alle B – positiven Tiere Antikörper gegen A haben, kann es bei falscher Transfusion zu lebensbedrohlichen Reaktionen kommen. Bei Hunden ist des wichtigste Antigen DEA1, mit den Allelen 1.1, 1.2 und 1.3 und ca 60 % sind darin positiv. Antikörper werden erst nach Erstkontakt gebildet, somit ist bei einer zweiten Transfusion mit Reaktionen zu rechnen. Trotzdem sollte man DEA1.1 positives Blut keinem DEA1.1 negativen Patienten geben.

## 11. Lymphknoten

Lymphknoten bestehen aus einer bindegewebigen Kapsel und Septen, die als Trabekel bezeichnet werden und ebenfalls aus Bindegewebe sind. Im Cortex befinden sich sogenannte primäre Follikel, in denen sich ruhende B – Lymphocyten befinden, und sekundäre Follikel, welche als Keimzentrum große, aktivierte B – Lymphocyten beherbergen. Diesen werden von dendritischen Zellen Antigene präsentiert, bis es bei einem Lymphocyten passt. Dieser proliferiert dann und wird zur Plasmazelle. Im Parakortex befindet sich das T – Zell – Areal, in dem sich vor allem T – Helferzellen befinden, aber auch viele dendritische Zellen, welche dort auf naive T – Lymphocyten treffen, ihnen Antigene präsentieren und dadurch ihre Proliferation auslösen. In der Medulla sammeln sich Lymphgefäße, durch die Lymphocyten ein – und auswandern. Hier sind neben verstreuten T – und B – Lymphocyten auch noch Plasmazellen, dendritische Zellen und Makrophagen.

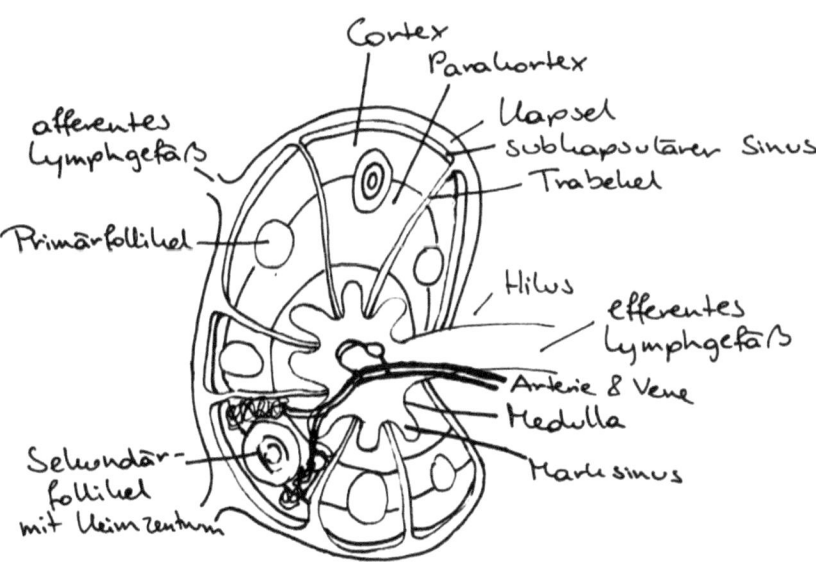

Bei der klinischen Untersuchung werden die oberflächlichen Lymphknoten palpiert und deren Größe, eventuelle Lappung, Schmerzhaftigkeit, Konsistenz, Verschieblichkeit gegenüber der Haut und ihrer Unterlage, Temperatur und Fluktuation beurteilt. Zu beachten ist, dass bei Jungtieren die Lymphknoten allgemein größer sind und wenn eine Lappung vorhanden ist, ist diese wesentlich stärker ausgeprägt als bei Adulten.

Physiologischerweise sind Lymphknoten nicht vergrößert, lassen sich gut abgrenzen, sind nicht schmerzhaft, derb – elastisch und gegenüber ihrer Umgebung verschieblich. Bei anderen Befunden ist es wichtig, ob der betreffende Lymphknoten der anderen Seite die gleiche Veränderung aufweist und wie die Befunde der restlichen tastbaren Lymphknoten aussehen. Eine Entzündung geht üblicherweise mit Schmerz, vermehrter Wärme, verbesserter Durchblutung und somit Rötung einher und wird allgemein als Lymphadenitis bezeichnet.

Wenn ein Lymphknoten vergrößert und schmerzhaft, aber verschieblich ist, die eventuelle Lappung jedoch erhalten bleibt, spricht man von einer markigen Schwellung, er ist im Zentrum, also im Mark entzündet. Ursachen dafür können Erkrankungen im tributären Gebiet oder Virusinfektionen sein.

Wenn ein Lymphknoten vergrößert, schmerzhaft und nicht verschieblich ist und zusätzlich die eventuelle Lappung aufgehoben ist, kann es sich um eine akute eitrige Entzündung handelt. Dabei ist der gesamte Lymphknoten betroffen und die Umgebung reagiert mit einem Ödem, wodurch er nicht mehr gut abgrenzbar und auch nicht verschieblich ist. Die eitrige Entzündung kann auch auf die Umgebung übergreifen, wodurch ein Abszess entsteht, dass auch durchbrechen und sich somit entleeren kann.

Wenn der Lymphknoten nicht sonderlich schmerzhaft, derb, teilweise mit seiner Umgebung verwachsen ist und die eventuelle Lappung zum Teil erhalten bleibt, kann es sich um eine chronische Entzündung handeln.

Bei neoplastisch veränderten Lymphknoten kann man eine nicht schmerzhafte Vergrößerung desselben feststellen, wobei die Verschieblichkeit in der Regel vorhanden bleibt. In der Regel sind in solchen Fällen mehrere Lymphknoten betroffen.

Ein weiterer möglicher Befund können gestaute Lymphgefäße sein, die man als gewundene, derbe Stränge unter der Haut sehen oder tasten kann. Man spricht dann von einer obstruktiven Lymphangiopathie, deren Ursache beispielsweise eine Herzinsuffizienz, Leberzirrhose oder Venenthrombose sein kann. Ähneln die Lymphgefäße eher einer Perlenschnur, kann das an der Bildung von Abszessen durch Anlagerung von Erregern an die Lymphgefäßklappen sein, was man dann als Lymphangitis bezeichnet. Diese können auch durchbrechen und sich entleeren. Meistens sind auch die regionalen Lymphknoten in diesen Prozess involviert. Dies kommt vor allem bei Pferden, kleine Wiederkäuern, Schweinen und Katzen vor, Rinder und Hunde sind dagegen seltener davon betroffen.

## 12. Pathologie

### 12.1. Hypersensitivitätsreaktion

Manchmal werden Immunreaktionen auch von Antigenen ausgelöst, die keine Krankheiten auslösen können und somit harmlos sind. Es sind vor allem Umweltantigene wie Pollen, Nahrungsmittel oder auch Medikamente. Wenn unschädliche Antigene eine Immunantwort auslösen spricht man von Hypersensitivität oder Überempfindlichkeit.

Die Hypersensitivitätsreaktionen wurden in 4 Gruppen eingeteilt. Am häufigsten kommt die Hypersensitivitätsreaktion vom Typ I oder vom Soforttyp vor, welche häufig mit der Allergie gleichgesetzt wird. Es gibt jedoch auch Allergien, die zu einem anderen Typ gehören.

*1. Typ I - Soforttyp*
Bei der Typ I Hypersensitivitätsreaktion kommt es durch den Kontakt mit einem harmlosen Antigen in dem Gewebe zur Aktivierung von IgE – bindenden Zellen, wie Mastzellen, eosinophile oder basophile Granulocyten. Die meisten Antigene, die diese Reaktion auslösen können sind kleine, gut lösliche Proteine, die auf trockenen Partikeln wie Pollen transportiert werden. Wenn sie dann mit Schleimhaut in Kontakt treten, löst es sich von seinem Transportpartikel und diffundiert in die Schleimhaut. Oft sind Allergene auch enzymatisch aktiv und können Bestandteile von tight junctions spalten, weshalb sie dann für subepitheliale antigenpräsentierende Zellen, residente Mastzellen und eosinophile Granulocyten zugänglich ist.

Damit IgE aber überhaupt gebildet wird, müssen $T_H2$ – Zellen aktiviert werden, die daraufhin IL – 4 und IL – 13 produzieren. Begünstigend auf die $T_H2$ – Aktivierung wirkt, dass immer nur geringe Dosen des Antigens auf die Schleimhäute treffen. Das Antigen wird nach seinem Schleimhautkontakt von dendritischen Zellen aufgenommen, verarbeitet und dann T – Zellen gezeigt. Ob sich aus diesen naiven T – Zellen $T_H2$ – Zellen oder $T_H1$ – Zellen entwickeln hängt von Cytokinen ab, die auf die T – Zelle wirken. In den Atemwegen und im Verdauungstrakt sind die Immunzellen darauf spezialisiert Cytokine auszuschütten, welche die Entwicklung zu $T_H2$ – Zellen fördern. Diese produzieren wiederum Cytokine, die B – Zellen zur Produktion von auf das Antigen passende IgE anregen. IgE wird ausgeschüttet, bindet an die Rezeptoren von Mastzellen, eosinophile und basophile Granulocyten, die damit dann das Antigen „einfangen" können.

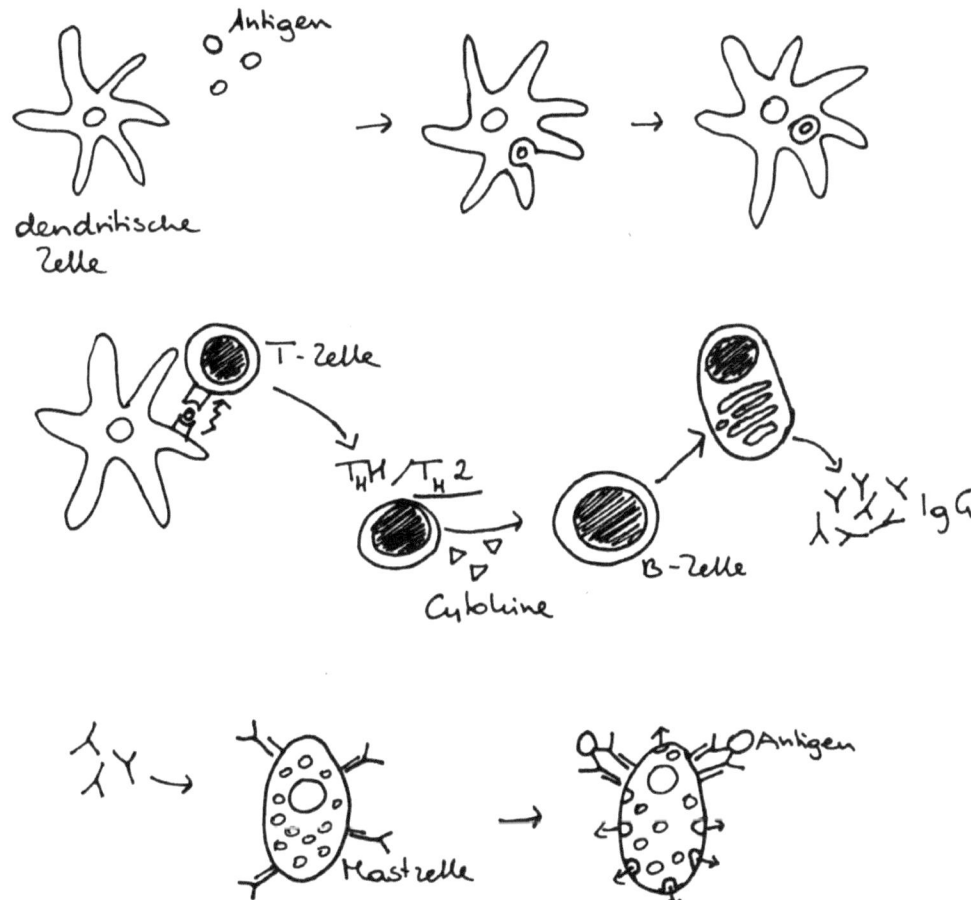

Wenn ein passendes Antigen an Mastzellen bindet, vernetzen sich die Rezeptormoleküle auf der Zelloberfläche und aktivieren die Zelle. Diese schütten den Inhalt ihrer Granula aus, in denen sich unter anderem das vasoaktive Amin Histamin befindet, wodurch eine Entzündung ausgelöst wird und sezernieren Prostaglandine, Leukotriene und Cytokine. Aus diesem Grund werden eosinophile und basophile Granulocyten angelockt, welche die Hypersensitivitätsreaktion verstärken und somit auch T – Lymphocyten anlocken. Diese können dann in 50% der Fälle eine Typ IV Hypersensitivitätsreaktion, den sogenannten Spättyp, vermitteln. Daraus kann man schließen, dass eine allergische Reaktion in 2 Phasen verläuft: einerseits die Sofortreaktion, welche innerhalb von Sekunden einsetzt, und andererseits die Spätreaktion, welche sich erst nach 8 – 12 Stunden entwickelt. Beide betreffen nur den Ort, an dem das Antigen eingedrungen ist.

Durch die Sofortreaktion wird im Gastrointestinaltrakt die Peristaltik und Flüssigkeitssekretion angeregt, im Respirationstrakt die Schleimsekretion erhöht und die Lumen verringert und die betroffenen Blutgefäße werden dilatieren und vermehrt durchlässig.

Durch die Spätreaktion kommt es zur Bildung von Ödemen und außerdem auch morphologischen Veränderungen wie einer Hypertrophie und Hyperplasie der ansässigen Zellen. Diese Hypersensitivitätsreaktion vom Typ IV kann beispielsweise zu chronischem Asthma führen.

Besonders schwerwiegend sind die Folgen, wenn das Antigen sich im Blutgefäßsystem befindet, da es dadurch im gesamten Körper zur allergischen Reaktion kommt. Man spricht von einer systemischen Anaphylaxie, die eine systemisch erhöhte Gefäßdurchlässigkeit und somit auch einen lebensbedrohlichen Blutdruckabfall, Kontraktion der Atemwege und Anschwellen des Kehldeckels auslöst. Diesen Zustand bezeichnet man auch als anaphylaktischen Schock.

Neben dem Auslösen der allergischen Reaktion geben Mastzellen ein positives Feedback an die B – Zellen, die daraufhin noch mehr IgE produzieren, damit jeder folgende Kontakt mit dem Antigen eine noch stärkere Reaktion auslöst. $T_{reg}$ – Zellen regulieren die Immunreaktion und versuchen die Antwort auf das Antigen abzudämpfen.

## 2. Typ II – Cytotoxischer Typ

Die Hypersensitivitätsreaktion vom Typ II wird durch die Bindung eines Antigens, das hierbei gerne zu den Medikamenten zählt, wie die Antibiotika Penicillin und Cephalosporin, an die Oberfläche von Erythrocyten oder Thrombocyten ausgelöst. Da der Körper in diesem Fall IgG gegen das Medikament besitzt, kommt es zur Bindung an die antigenbesetzten Blutzellen, welche vor allem in der Milz abgebaut werden.

## 3. Typ III - Immunkomplextyp

Bei der Hypersensitivitätsreaktion Typ III kommt es zur Bildung von Antigen – Antikörper – Komplexen, sogenannte Immunkomplexe, die sich dann in bestimmten Geweben ablagern und dort zu einer Entzündungsreaktion führen. In diesem Fall sind es IgG – Antikörper besitzt und mit diesem in Kontakt kommt, bilden sich Immunkomplexe, die eigentlich dafür sorgen sollten, dass

Die Immunkomplexe binden an Mastzellen und andere Leukocyten und lösen damit eine lokale Entzündungsreaktion aus, wodurch Plasma und vermehrt Leukocyten zum Infektionsort kommen. Außerdem aktivieren sie das Komplementsystem, das nicht nur bei der Beseitigung der Antigene durch Opsonisierung hilft sondern auch weitere Leukocyten anlockt und somit die Entzündung verstärkt. Damit sollte das Antigen eigentlich beseitigt werden. Die pathologische Ablagerung von Immunkomplexen tritt in Situationen auf, wenn viel eines Antigens injiziert wird, wie beispielsweise bei der Gabe von Antivenin, Serum mit Antikörpern gegen Schlangengift, aber auch wenn Antigene längere Zeit vorhanden sind, weil das Immunsystem sie nicht vollständig beseitigen kann. Dadurch wird immer mehr vom Antikörper gebildet, die Immunkomplexe abgeschwemmt und durch die Ablagerung von ihnen dann kleine Blutgefäße oder Organe, wie die Haut, die Nieren oder Nerven, geschädigt.

Wenn eingeatmete Antigene anstatt IgE eine IgG – Antwort auslösen, weil sie in sehr hohen Konzentrationen aufgenommen werden, bilden sich in den Alveolarwänden Immunkomplexe, was in Folge dort auch zur Ansammlung von Flüssigkeit, Proteinen und Zellen führt. Dadurch wird der Gasaustausch erschwert und wenn der Antigenkontakt länger bestehen bleibt können die Alveolen auch dauerhaft geschädigt werden. Die dazupassende Erkrankung wird als Farmerlunge oder Dreschfieber bezeichnet.

*4. Typ IV - Spättyp*

Die Hypersensitivitätsreaktion vom Typ IV basiert auf der Aktivierung antigenspezifischer T – Zellen. Nach der Infektion wird das Antigen von antigenpräsentierenden Zellen verdaut und durch den MHC II präsentiert. Dadurch aktivieren sie naive T – Lymphocyten, die sich daraufhin zu $T_H1$ – Zellen oder $T_H2$ – Zellen entwickeln. Dringt das Antigen über die Schleimhäute des GI – Traktes oder der Atemwege ein, entwickeln sich vor allem $T_H2$ – Zellen ansonsten geht der Körper den $T_H1$ – Weg.

Die aktivierten $CD_4^+$ - Zellen schütten Cytokine aus, wodurch eine Entzündung entsteht: Das Endothel wird durchlässig und die Gefäße dilatieren wodurch Plasma und weitere Leukocyten austreten können. Da jede der Schritte mehrere Stunden benötigt ist diese Reaktion erst nach 24 – 48 h voll ausgeprägt.

## 12.2. Anämie

Bei einer Anämie sind zu wenige (voll funktionsfähige) Erythrocyten vorhanden wodurch eine mangelhafte Sauerstofftransportkapazität im Blut entsteht. Wenn sich die Anämie langsam entwickelt hat, kann der Körper sich mehr oder weniger gut daran adaptieren, entwickelt sie sich jedoch schnell, hat er keine Zeit hierfür, weshalb sich auch die Symptomatik wesentlich dramatischer darstellt. Allgemeine klinische Symptome sind anämische (blasse) Schleimhäute, Lethargie und Schwäche. Handelt es sich um eine ausgeprägte Anämie kann auch durch die Abnahme der Blutviskosität ein Herzgeräusch gehört werden. Je nach Auslöser können aber natürlich noch eine ganze Bandbreite an Symptomen dazukommen, wie beispielsweise Hämoglobinurie bei hämolytischer Anämie. Abgesehen von den genannten Symptomen gibt ein zu niedriger Hämatokrit weitere Hinweise darauf.

Neben dem Hämatokrit werden jedoch auch die Erythrocytenindices bestimmt. Zum einen gibt es MCV (=mean corpuscular volume, mittleres korpuskuläres Volumen), zum anderen MCH (= mean corpuscular hemoglobin, mittlerer korpuskulärer Hämoglobingehalt) und dann noch MCHC (= mean corpuscular hemoglobin concentration, mittlere korpuskuläre Hämoglobinkonzentration).

MCV gibt die mittlere Größe der Erythrocyten einer Blutprobe an und ist somit ein wichtiger diagnostischer Wert, da man durch ihn unterscheiden kann ob eine mikrocytäre Anämie, mit verringertem MCV, eine normocytäre Anämie, mit normalem MCV, oder eine makrocytäre Anämie, mit erhöhtem MCV, vorliegt. MCV wird in fl (Femtoliter) angegeben.

MCH gibt den mittleren Wert der Menge an Hämoglobin pro Erythrocyt an und wird in pg (Pikogramm) angegeben. MCHC bezeichnet die mittlere Konzentration an Hämoglobin in den Erythrocyten und wird in g/dl angegeben. Beide sind ebenfalls in der Anämiediagnostik wichtig und werden daher immer mitbestimmt.

Da viele unterschiedliche Krankheiten oder Mängel zu einer Anämie führen können ist es für die Therapie entscheidend die verschiedenen Anämien voneinander zu unterscheiden. Die erste Frage, die man sich diesbezüglich stellt ist, ob die Anämie regenerativ oder nichtregenerativ ist.

## 1. regenerative Anämie

Eine regenerative Anämie zeichnet sich – außer beim Pferd – durch einen vermehrten Reticulocytengehalt im Blut aus, da diese aufgrund des Sauerstoffmangels vor Abschluss ihrer Reifung aus dem Knochenmark entlassen werden. Im Blutausstrich erkennt man sie anhand der Polychromasie, der unterschiedlichen Anfärbbarkeit der verschieden reifen Erythrocyten. Beim Wiederkäuer stellt sich die Polychromasie nicht nur als unterschiedliche Farbschattierung, sondern oft auch als basophile Tüpfelung dar. Des Weiteren sieht man eine Anisocytose, also ungleich große Erythrocyten, da Reticulocyten größer sind. Dafür beinhalten sie jedoch weniger Hämoglobin. Aus diesem Grund zeigt sich bei einer ausgeprägten regenerativen Anämie im Blutbild ein erhöhtes MCV bei einem erniedrigten MCHC. Da bei Pferden keine Reticulocyten ins Blut übertreten können kann man bei ihnen eine regenerative Anämie nur durch eine Knochenmarksprobe feststellen, bei der eine erythrocytäre Hyperplasie feststellbar wäre.

Ein Nachteil der Diagnostik ist, dass obwohl EPO sehr schnell wirkt es doch 3 – 4 Tage braucht, bis man Veränderungen im Differentialblutbild sieht, da die Erythrocytenvorläufer erst reifen müssen.

Regenerative Anämien werden meist durch Hämorrhagien, also Blutungen, oder Hämolyse verursacht. Ersteres kann sowohl nach außen wie auch in den Körper sein und durch Traumen, Neoplasien, Hämostasestörungen, Parasiten (zB: Babesien) und Ulcera (Geschwüre) verursacht werden. Wenn Blutungen jedoch chronisch werden können die Eisenspeicher des Körpers sich erschöpfen wodurch die vorerst regenerative Anämie zur nichtregenerativen wird.

Hämolyse kann sowohl intra – als auch extravaskulär stattfinden. Bei der extravaskulären Hämolyse werden Erythrocyten von Makrophagen in der Milz und zum Teil auch in der Leber und im Knochenmark abgebaut, wodurch kein oder kaum Hämoglobin ins Blut gelangt. Typisch für beide Formen wären erhöhte Bilirubinwerte im Plasma (Hyperbilirubinämie), was auch ohne Blutanalyse als gelbe Schleimhäute (Ikterus) sichtbar wird, zusätzlich könnte man, beispielsweise im Ultraschall, eine Splenomegalie, eine vergrößerte Milz erkennen. Die intravaskuläre Hämolyse kann dafür mit Hämoglobinurie (Hämoglobin im Urin) einhergehen. Zusätzlich dazu bleibt das Plasma bzw. Serum nach dem Zentrifugieren rot, da sich Hämoglobin nicht absenkt. Wenn Hämoglobin frei im Blut vorkommt erhöht sich das MCH und das MCHC, da beide auf die vorhandenen Erythrocyten verrechnet werden. Da ein Erythrocyt im normalen Zustand schon maximal mit Hämoglobin beladen ist, kann er nicht mehr davon aufnehmen.

Bei der extravaskulären Hämolyse kommen typischerweise Sphärocyten (kugelige Erythrocyten) im Blutausstrich vor, die für einen Membrandefekt sprechen. Des Weiteren kann Autoagglutination vorkommen, wenn Erythrocyten mit Antikörpern besetzt sind. Da sie somit zusammenkleben kann es passieren, dass agglutinierte Erythrocyten als einer gezählt werden wodurch es zu falsch erhöhtem MCV kommt.

Zeichen von oxidativen Schäden an Erythrocyten, die auftreten können, wenn die antioxidativen Prozesse in der Zelle nicht richtig ablaufen, sind die sogenannten Heinz – Innenkörper, runde Gebilde, die sich aus den Erythrocyten herauswölben. Diese sind besonders häufig bei Katzen und bis zu 10 % als physiologisch anzusehen.

Die Gründe für beide Arten der hämolytischen Anämie können recht ähnlich sein: Für beide kommen Blutparasiten, immunvermittelte Prozesse, PFK – Mangel und Vergiftungen in Frage. Für die extravaskuläre wäre noch PK – Mangel eine mögliche Ursache, für die intravaskulären enzymatischen Aktivitäten – vor allem von bakteriellen Phospholipasen und Hypophosphatämie.

## 2. nichtregenerative Anämie

Wie bereits erwähnt fehlen bei einer nichtregenerativen Anämie die vermehrte Anzahl an Reticulocyten, was soviel bedeutet wie: Das Knochenmark produziert trotz Erythrocytenmangel nicht mehr nach – entweder weniger oder gar keine mehr oder nicht mehr als im gesunden Zustand auch.

Am häufigsten ist die Anämie bei entzündlichen oder chronischen Erkrankungen. Die Erythrocyten sind normocytär und normochrom (normalgroß und mit normaler Hämoglobinkonzentration). Bei dieser Anämie geht man davon aus, dass Bakterien die Ursache sind, worauf die Leber ein Akute – Phase – Protein namens Hepzidin produziert, welches dafür sorgt, dass Eisen vermehrt im Knochenmark gespeichert wird, weil viele Bakterien dieses Eisen für ihr Wachstum benötigen.

Eine echte Eisenmangelanämie kann beispielsweise durch chronische Blutungen und – seltener – Mangelernährung zustandekommen. Klassisch für eine Eisenmangelanämie wäre ein mikrocytäres, hypochromes Zellbild, im Differentialblutbild als erniedrigtes MCV, MCH und MCHC. Im Ausstrich kann man die zu kleinen und zu blassen Erythrocyten ebenfalls sehen, auch wenn das keine zuverlässige Diagnosemethode darstellt. Der Grund für die Mikrocytose ist, dass sich Erythrocytenvorläuferzellen solange teilen, bis eine bestimmte Hämoglobinkonzentration vorliegt. Wird diese nicht bei einer normalen Stufe erreicht, da zu wenig Hämoglobin vorhanden ist, teilen sie sich einfach so lange weiter, bis sie den Wert erreichen, wodurch die darauf entstehenden Erythrocyten zu klein werden.

Weitere Gründe für eine nichtregenerative Anämie können Mangelernährung, verminderte hormonelle Stimulation, Infektion erythropoetischer Zellen, Schädigung des Knochenmarks, immunvermittelte Zerstörung erythrocytärer Vorläufer und Erbkrankheiten sein.

## 13. Blutlabor

Die Abnahme von Blutproben ist bei den meisten Erkrankungen eine gute Möglichkeit, um sich eine Übersicht über den status quo oder in der Verlaufskontrolle über Besserungen oder Verschlechterungen zu verschaffen. Dafür gibt es verschiedene Blutröhrchen, die sich durch das verwendete Anti – oder Prokoagulanz unterscheiden und somit für unterschiedliche Fragestellungen verwendet werden. Serumröhrchen kann man für die Blutchemie, Hormonbestimmungen und Serologie verwenden, Lithium – Heparin für die Blutchemie, Hormonbestimmungen, Serologie und Hämatologie, EDTA (Ethylendiamintetraacetat) für Hämatologie, Thrombocyten und cytologische Untersuchungen von Punktaten und Natrium – Citrat für Gerinnungszeiten und Thrombocyten.

An der Universität wird meistens für die Hämatologie ein EDTA – Röhrchen (violett) verwendet, für die Blutchemie und Hormonbestimmungen ein Lithium – Heparin – Röhrchen (grün), für die Serologie ein Serumröhrchen (rot) und für die Gerinnungszeiten ein Natrium – Citrat – Röhrchen (blau).

## *Hämatokrit (PCV = packed cell volume)*

Der Hämatokrit ist das Volumen der Erythrocyten im Verhältnis zum Gesamtvolumen des Blutes und wird mittels Hämatokritröhrchen bestimmt. Verminderter Hämatokrit kann durch verminderte Bildung oder erhöhten Verlust von Erythrocyten entstehen, ist der Wert erhöht spricht das für eine Dehydration des Patienten. Oberhalb der Erythrocyten befindet sich der Buffy Coat, eine schmale weißliche Zone, in welcher sich Thrombocyten und Leukocyten befinden. Ist der Buffy Coat verbreitert, weist das auf eine Leukocytose hin. Eine Vermehrung der Thrombocyten ist dagegen seltener der Fall. Darüber steht die Plasmasäule, deren Färbung durch intravaskuläre Hämolyse einen Rotton annimmt. Ist sie hingegen gelblich spricht man von einem Ikterus. Zur Bestimmung des Totalproteins bricht man das Hämatokritröhrchen im Bereich der Plasmasäule und betrachtet einen Tropfen des Plasmas im Refraktometer.

## *Erythrocytenindices*

Bei den Erythrocytenindices ist zu beachten, dass es sich zum Teil um berechnete Werte handelt und das Ergebnis der Durchschnitt ist. Somit sollte bei Verdacht immer auch ein Blutausstrich gemacht werden, um die Erythrocytengröße und –färbung zu beurteilen.

## *MCV (mean corpuscular volume)*

Das MCV ist das mittlere Erythrocytenvolumen. Liegt es im Referenzbereich, sind die Erythrocyten normocytär, liegt es darunter spricht man von mikrocytär, liegt es darüber von makrocytär. Reticulocyten sind größer als voll ausgereifte Erythrocyten, wodurch eine regenerative Anämie oft – abgesehen vom Pferd, bei dem keine Reticulocyten in die Blutbahn abgegeben werden – ein erhöhtes MCV zur Folge hat.

*MCH (mean corpuscular hemoglobin)*
Das MCH ist der mittlere Hämoglobingehalt der Erythrocyten. Da Erythrocyten maximal mit Hämoglobin bepackt sind, gibt es den Fall der Hyperchromasie, dass sich also mehr davon in ihnen befindet, nicht. Somit lässt ein erhöhtes MCH auf Hämolyse schließen. Liegt eine Hypochromasie vor, kann das ein Hinweis auf Eisenmangel oder eine regenerative Anämie sein.

*MCHC (mean corpuscular hemoglobin concentration)*
Die mittlere Hämoglobinkonzentration im Erythrocyten kann entweder gemessen oder aus dem MCH und MCV berechnet werden. Sie ist bei Hämolyse erhöht und bei Hypochromasie vermindert.

*Thrombocyten*
Eine Thrombocytose, also Erhöhung der Thrombocytenzahl, kommt bei chronischem Blutverlust, höhergradigen Entzündungen und bei chronischen Erkrankungen vor. Eine Thrombocytopenie, eine Verringerung der Thrombocytenzahl, kommt bei vielen Krankheiten vor und zeigt sich oft bereits klinisch, beispielsweise durch Petechien oder Sugillationen, Schleimhautblutungen, Meläna oder Hämaturie.

Bei Katzen sollte bei automatisierten Zählverfahren nochmals manuell nachkontrolliert werden, da ihre Thrombocyten sehr größenvariabel und ihre Erythrocyten eher klein sein. Somit kann es zu Verwechslungen kommen.

*Leukocyten*

Generell zeigt eine Erhöhung einer oder mehrerer Leukocytenfraktionen an, dass das Immunsystem gerade arbeitet. Je nachdem wofür die einzelnen Fraktionen zuständig sind, vermehrt sich ihr Anteil bei entsprechender Krankheit auch im Blut. Obwohl bei den meisten Blutbildern die prozentuellen Anteile angegeben werden, sollten diese Zahlen nur mit den Absolutzahlen verglichen interpretiert werden. Auch wichtig ist das Stresslevel des Patienten bei der Blutabnahme, da durch Stress Leukocyten aus dem marginalen Pool ins Blut gelangen und somit ihre Anzahl steigt.


*Totalprotein (TP)*

Das Totalprotein besteht aus Albumin, Globuline und Fibrinogen, wobei abgesehen von den Globulinen, die von Plasmazellen synthetisiert werden, alle aus der Leber kommen.

Proteine sind im Blut für Transporte – auch für den vieler Medikamenten – und für die Aufrechterhaltung des onkotischen Druckes wichtig, wodurch es bei Mangel zur Bildung von Ödemen kommen kann.

Hypoproteinämie kann durch die verminderte Synthese, erhöhten Verbrauch oder durch Umverteilung im Körper zustande kommen. Proteine können durch über die Nieren und den Darm verloren gehen, Blutverluste können jedoch auch dafür verantwortlich sein. Bei längerer Mangel – und Fehlernährung, bei Malassimilationssyndromen, genauso wie bei schweren Hepatopathien kann die Bildung vermindert sein und Hyperinfusion mit kristalloiden Lösungen sorgt für eine Verdünnung des Blutes.

Hyperproteinämie ist bei Austrocknung festzustellen, genauso wie bei stark erhöhter Globulinsynthese. Hyperglobulinämie ab 120 g/l Globulinen kann es zum

Hyperviskositätssyndrom und somit zu Durchblutungsstörungen kommen. Hyperalbuminämie kommt nur bei Exsikkosen vor, da die Leber die Synthese von Albumin auf den Totalproteingehalt abstimmt.

Um zu erfahren, welche Proteinfraktionen von den Referenzwerten abweichen, kann man eine Elektrophorese durchführen.


*Glukose (GLU)*

Hypoglykämie kann vor allem sehr schnell bei Jungtieren gefährliche Ausmaße annehmen und kommt bei Inappetenz, Diarrhö, andauerndem Erbrechen, Insulinüberschuss – entweder durch ein Insulinom oder durch übermäßige Applikation (Diabetes mellitus) – Morbus Addison, Hypothyreose, schweren Hepatopathien, Ketose bei Wiederkäuern und Endotoxinschock vor.

Hyperglykämie kommt vor allem oft bei Stress, Diabetes mellitus, Hyperadrenokoritizismus und anfänglich bei einer Sepsis vor.

Man sollte auf jeden Fall bei der Glukosebestimmung beachten, dass Blutzellen ebenfalls Glukose verbrauchen. Aus diesem Grund sollte man sie möglichst bald nach Blutentnahme bestimmen, oder ein Natrium – Fluorid – Röhrchen verwenden, da dieses die Enzyme für den Glukoseabbau inhibieren.


*Fructosamine*

Fructosamine werden gemessen, um einen vermuteten Diabetes mellitus zu bestätigen. Da Hyperglykämie beispielsweise auch durch Stress verursacht werden kann, reicht ein erhöhter Blutzuckerwert nicht aus, um die Verdachtsdiagnose zu verifizieren. Des Weiteren kann man einen bereits bestätigten Diabetes mellitus kontrollieren.

Fructosamine sind Albumine, an die Glucose gebunden ist. Eine Erhöhung der Anzahl dieser Moleküle findet man nur bei chronischer Hyperglykämie, wodurch dieser Wert unabhängig von vorübergehender Hyperglykämie ist.

Bei der Interpretation der Fructosamine muss auch der Wert der Totalproteine bedacht werden, vor allem, wenn diese mittel – bis hochgradig verändert sind.

*Bilirubin (TBIL)*

Bilirubin ist das Ergebnis des Hämoglobinabbaus. Das primäre Bilirubin ist fettlöslich und wird in Milz, Leber und Knochenmark durch das Herauslösen von Eisen durch Fresszellen gebildet. Dann wird es an Albumin gebunden in die Leber transportiert und dort an Glucoronsäure gebunden. Dieses sekundäre Bilirubin wird hauptsächlich über die Galle ausgeschieden.

Hyperbilirubinämie kommt bei erhöhter Hämolyse, Leberfunktionsstörungen und Gallenabflussstörungen vor. Bei der klinischen Untersuchung können an unpigmentierten Schleimhäuten und Hautstellen und der Sklera eine als Ikterus bezeichnete Gelbfärbung wahrgenommen werden.

*Ammoniak ($NH_3$)*

Ammoniak wird von Bakterien im Darm gebildet, gelangt über die Pfortader in die Leber und wird dort zu ungiftigem Harnstoff umgewandelt. Dieser wird anschließend über die Nieren ausgeschieden. Folglich erhöht sich der Ammoniakgehalt im Blut, wenn die Leber eine schwere Funktionsstörung aufweist, das Blut durch ein Shuntgefäß die Leber umgehen kann, bei Harnstoffvergiftungen (Rind), wenn bei Darmerkrankungen beim Pferd vermehrt Ammoniak gebildet und resorbiert wird oder bei schwerer körperlicher Anstrengung (Pferd, Hund).

Die Bestimmung des Ammoniakgehalts muss sofort nach Blutabnahme erfolgen, da er flüchtig und instabil ist.

### *Harnstoff (UREA)*

Harnstoff wird in der Leber aus Ammoniak gebildet und über die Nieren ausgeschieden. Demnach werden niedrige Werte gemessen, wenn die Leber in ihrer Funktion gestört ist, bei Proteinmangel und bei vermehrter Ausscheidung über die Nieren.

Erhöhte Werte findet man bei Nierenfunktionsstörungen, Dehydratation und nach Aufnahme größerer Proteinmengen.

### *Kreatinin (CREA)*

Kreatinin stammt aus dem Muskelstoffwechsel und ist damit höher bei gut bemuskelten Tieren als bei schwach bemuskelten. Es wird fast ausschließlich über die Nieren ausgeschieden und ist deshalb ein wichtiger Parameter für ihre Funktion.

Erhöhtes Kreatinin findet man beispielsweise bei Niereninsuffizienz, Dehydratation und Harnabflussstörungen, aber auch bei Myolyse. Erniedrigtes Kreatinin ist vor allem bei schwach bemuskelten Tieren zu finden.

### *Alanin – Aminotransferase (ALT)*

ALT kommt im Cytoplasma von Leber – und Skelettmuskelzellen vor und wird deshalb bei Schädigung dieser vermehrt in die Blutbahn freigesetzt. Aussagekraft besitzt die ALT nur bei Hund und Katze, weshalb sie bei allen anderen Spezies nicht bestimmt wird.

*Aspartat – Aminotransferase (AST)*

AST kommt in den Mitochondrien und im Cytoplasma von Leberzellen, Skelettmuskulatur, Herz und Erythrocyten vor. Erhöht ist sie deshalb beispielsweise bei Hepatopathien, Myopathien, Hämolyse, Traumata und Belastungen. Bei Hunden ist die AST jedoch nicht so spezifisch wie die ALT.

*Glutamat – Dehydrogenase (GLDH)*

GLDH kommt in den Mitochondrien der Leberzellen vor und wird vermehrt ins Blut abgegeben bei Hepatopathien. Bei Stauungsleber kann auch nur die GLDH erhöht sein.

*Alkalische Phosphatase (AP)*

AP befindet sich an der Zellmembran von Leberzellen, Gallengangsepithelien, Osteoblasten und Dünndarmschleimhaut. Während des Knochenwachstums ist sie physiologischerweise erhöht, pathologisch bei Hepatopathien, Galleabflussstörungen und Knochenerkrankungen. Bei Katzen ist die AP eher unempfindlich bei Galleabflussstörungen, beim Hund dafür sehr zuverlässig, beim Rind ist sie beispielsweise bei Pansenacidose erniedrigt.

*Gamma – Glutamyl – Transferase (GGT)*

GGT kommt an den Membranen der Zellen von Leber, Gallengängen, Milchdrüsen und Nierentubuli vor und reagiert langsamer als die AP. Erhöht ist sie bei Hepatopathien mit Galleabflussstörungen, Gallensteinen und bei genügender Kolostrumaufnahme bei Fleischfressern und Rindern. Bei der Katze kommt es, abgesehen von der Kolostrumaufnahme, eigentlich nur bei der hepatischen Lipidose zu erhöhten Werten.

Vom Urin kann man den GGT : Kreatinin – Quotienten bestimmen, da bei Nephropathien sich vermehrt GGT im Urin befindet.

## *Creatinkinase (CK)*

CK findet man vor allem im Herz – und Skelettmuskel und im ZNS, da es jedoch die Blut – Hirn – Schranke nicht überschreiten kann, kann man bei ZNS – Schäden einen Anstieg nur im Liquor cerebrospinalis feststellen. Anstiege im Blut sind folglich nur durch Muskelschäden induziert, wobei durch die kurze Halbwertszeit der CK nicht immer einer detektierbar ist.

Erhöhte Werte kann man beispielsweise bei Traumata, Tetanus, Muskelentzündungen, aber auch Muskelkrämpfen feststellen. Bei Kühen steigt die CK postpartal bis auf das 3 – fache an und fällt dann innerhalb einer Woche wieder auf ihren Normalwert.

## *α - Amylase (AMYL)*

AMYL kommt in Pankreas, Leber und Dünndarm vor und wird nur beim Fleischfresser bei Verdacht auf akute Pankreatitis gemessen, kann jedoch auch bei Niereninsuffizienz ansteigen.

## *Lipase (LIP)*

Die Lipase im Blut kommt vorwiegend aus dem Pankreas und wird nur beim Fleischfresser bei Verdacht auf akute Pankreatitis gemessen, kann jedoch auch bei Niereninsuffizienz ansteigen.

*Gerinnungstests*

Gerinnungstests sind funktionelle Untersuchungen, bei denen alle Faktoren, bis auf jene, die man untersuchen will, im Überfluss zugesetzt werden. Anschließend wir die Zeit gestoppt, bis die Gerinnung eintritt.

*Prothrombinzeit/Thromboplastinzeit*

Die Prothrombinzeit überprüft das extrinsische System und ist beispielsweise verlängert bei Dikumarolvergiftung, Pyrrolizidinvergiftung, Hepatopathien und DIC (disseminierte intravasale Koagulopathie). Da der Faktor VII der kurzlebigste ist, wird er bei einer Rattengiftvergiftung als erstes verbraucht und nicht mehr nachproduziert.

*Aktivierte Partielle Thromboplastinzeit*

Die aktivierte partielle Thromboplastinzeit überprüft das intrinsische System und die gemeinsame Kaskade und ist verlängert bei beispielsweise Pyrrolizidinvergiftung, Hämatophilie A, DIC, akuten Lebernekrosen und unter Therapie mit Antikoagulantien wie Heparin.

*Thrombinzeit*

Die Thrombinzeit detektiert vor allem Fibrinogenmangel, wie er bei DIC, Therapie mit Antikoagulantien oder Hepatopathien vorkommt.

*Fibrinogenkonzentration*

Die Fibrinogenkonzentration hilft bei Rindern und Pferden systemische Entzündungen zu erkennen, da es bei diesen beiden keine deutlichen Änderungen im Leukogramm gibt.

## Literatur Blut

Cunningham, James G.; Klein, Bradley G: *Textbook of veterinary physiology*. 4. Auflage. Missouri: Saunders Elsevier, 2007.

Engelhardt, Wolfgang von; Breves, Gerhard (Hg): *Physiologie der Haustiere*. 2., völlig neu bearbeitete Auflage. Stuttgart: Enke Verlag, 2005.

Hahn, Helmut; Kaufmann, Stefan H. E.; Schulz, Thomas F.: *Medizinische Mikrobiologie und Infektiologie*. 7. überarbeitete Auflage. Springer Berlin Heidelberg, 2012.

McGavin, M. Donald, Zachary, James F.: Pathologie der Haustiere, 1. Auflage. München: Elsevier GmbH, 2009.

Siegenthaler, Walter (Hrsg); Blum, Hubert E. (Hrsg): *Klinische Pathophysiologie*. 9., völlig neubearbeitete Auflage. Stuttgart: Thieme, 2006.

Silbernagl, Stefan; Despopoulos, Agamemmnon: *Taschenatlas der Physiologie*. 4., überarbeitete Auflage. Stuttgart/New York: Georg Thieme Verlag, 1991.

Websites:
http://www.aerzteblatt.de/archiv/102871/Extrazellulaere-Adenin-Nukleotide-im-Blut-Herkunft-Stoffwechsel-und-Funktion [Stand 2012]

http://www.archetypum.net/projects/immunologie/kapitel1/fi1_1_1.html [Stand 2012]

http://www.archetypum.net/projects/immunologie/kapitel4/fi4_2.html [Stand 2012]

http://biogps.org/#goto=genereport&id=5196 [Stand 2012]

http://www.chemgapedia.de/vsengine/popup/vsc/de/glossar/n/na/nat_00252rliche_00032killerzellen.glos.html [Stand 2012]

http://flexikon.doccheck.com/de/B-Lymphozyt [Stand 2012]

http://flexikon.doccheck.com/de/Makrophage [Stand 2012]

http://flexikon.doccheck.com/de/Neutrophiler_Granulozyt [Stand 2012]

http://flexikon.doccheck.com/de/NK-Zelle [Stand 2012]

http://www.fsbio-hannover.de/oftheweek/233.htm [Stand 2012]

http://www.imd-berlin.de/einsender-aktuellefachinformationen-nkzellfunktionstest.htm [Stand 2012]

http://link.springer.com/chapter/10.1007/978-3-642-58922-5_4#page-1 [Stand 2013]

http://www.meduniwien.ac.at/expatho/leit/K4%20%20Lymphat.%20Organe.pdf [Stand 2012]

http://www.rcsb.org/pdb/home/home.do [Stand 2012]

http://www.ruhr-uni-bochum.de/homeexpneu/mam/content/ss2011-06-komplementsystem [Stand 2012]

http://www.uni-mainz.de/FB/Medizin/Anatomie/workshop/EM/EMBaso.html [Stand 2012]

http://www.uni-mainz.de/FB/Medizin/Anatomie/workshop/EM/EMMono.html [Stand 2012]

**verglichen mit den aktuellen Vorlesungsunterlagen der Physiologie (VO 119 601) und Immunologie (VO 135 602)**

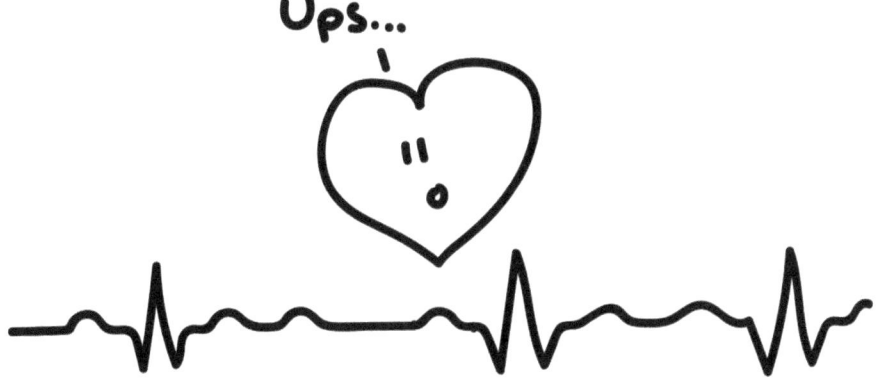

# Herz

Das Herz ist eine Saug – Druckpumpe, die gleichzeitig 2 Kreisläufe versorgt. Einerseits pumpt die rechte Seite des Herzens $O_2$ - armes Blut in den kleinen Kreislauf oder Lungenkreislauf, andererseits befördert die linke Seite des Herzens $O_2$ – reiches Blut in den großen Kreislauf oder Körperkreislauf. Durch den großen Kreislauf werden die Organe, inklusive dem Herzen selbst und der Lunge, mit Sauerstoff versorgt und $CO_2$ wird abtransportiert. Der kleine Kreislauf dient der Anreicherung des Blutes mit Sauerstoff und der Abgabe von $CO_2$ an die Ausatemluft.

Vom linken Herzen wird über das Arteriensystem sauerstoff – und nährstoffreiches Blut in den Körper gepumpt, wo es sich durch Verästelung der Blutgefäße immer weiter aufteilt und schließlich in Kapillargebiete fließt, wo es im arteriellen Schenkel filtriert wird. Im darauffolgenden venösen Schenkel wird das verbrauchte, sauerstoff – und nährstoffarme, mit Metaboliten angereicherte Blut wieder aufgenommen und über das venöse Blutgefäßsystem wieder zum Herzen transportiert. Ein Teil des filtrierten Volumens wird jedoch nicht mehr im venösen Schenkel resorbiert und muss deshalb über das Lymphgefäßsystem abtransportiert werden. Dieses mündet schließlich wieder ins Blutgefäßsystem, wobei es allerdings auf dem Weg dorthin zahlreiche Lymphknoten passiert.

Während des Kreislaufs durchfließt ein Teil des Blutes die Leber und die Nieren, wodurch Metabolite herausgefiltert und über den Harn ausgeschieden oder in der Leber recycelt werden können. Gleichzeitig wird das Blut mit neuen Nährstoffen angereichert.

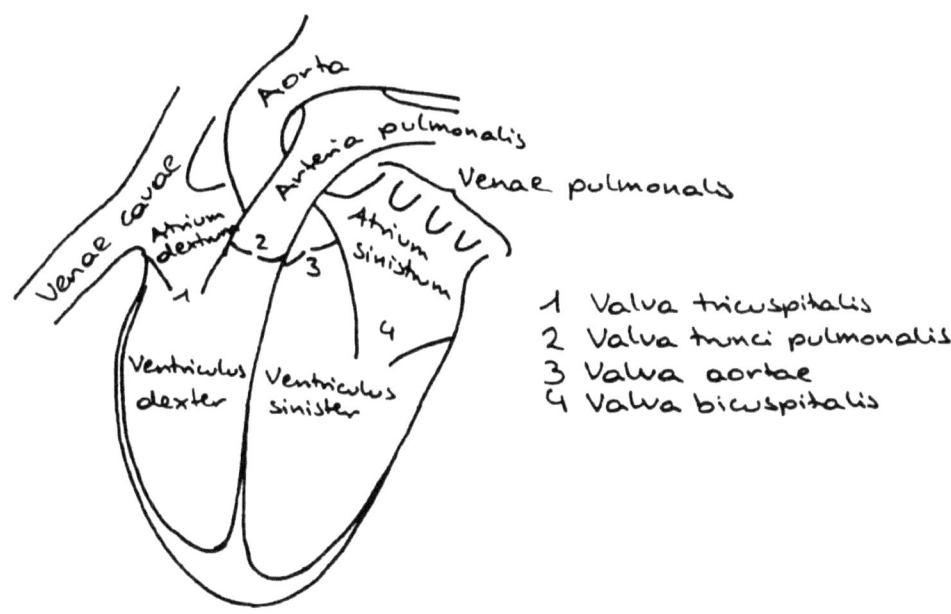

1. Arbeitsweise

Durch Kontraktion der Herzkammern entsteht eine pulsatile Strömung, wobei Klappen die Richtung des Blutflusses regeln. Die Phase, in der das Herz kontrahiert ist, wird als Systole bezeichnet, die Phase, in der es entspannt ist, Diastole. Der kontinuierliche Blutstrom zum Herzen wird dabei in den Vorkammern gespeichert, die verglichen mit den Kammern zeitlich versetzt kontrahieren, wodurch beide Systeme die Füllung des jeweils anderen unterstützen.

Die Grundsubstanz des Herzens ist das Myocard, welches seinerseits aus 2 Zelltypen besteht: dem Arbeitsmyocard oder Trieb – Myocard und den Zellen des RELS (Reizbildungs – und Erregungsleitungssystems/ lt. VO – Skript: Erregungsbildungs – und Erregungsleitungssystem).

Das Arbeitsmyocard ist mechanisch aktiv, es kontrahiert in der Systole und erschlafft in der Diastole und wird dabei angetrieben vom RELS.

Das RELS wird von vergleichsweise wenigen Zellen gebildet und ist auf die Bildung und Weiterleitung von Aktionspotentialen spezialisiert. Es besteht aus dem Sinusknoten, dem AV – Knoten (Atrioventrikularknoten), dem His – Bündel, den Tawara Schenkeln (einer rechts, zwei links) und den baumartig verzweigten Purkinjefasern. Seine Aufgabe besteht in der spontanen Reizbildung und – weiterleitung und in der Koordination der Aktionen von Vorhöfen und Kammern. Dadurch stellt das RELS sicher, dass das Herz autonom, also ohne Einflüsse des restlichen Körpers funktionieren kann.

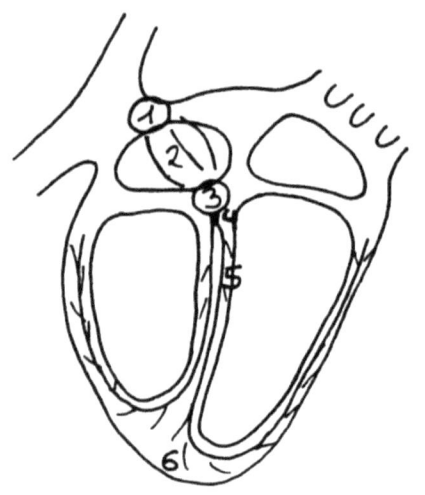

1 Sinusknoten
2 Tractus internodales
3 AV-Knoten
4 His-Bündel
5 Tawara Schenkel
6 Purkinjefasern

Da die Purkinjefasern nicht jede Zelle einzeln ansteuern können, sind die Herzmuskelzellen der Vorkammern und Kammern elektrisch über Doppelmembranen, die zu Glanzstreifen gefaltet sind, und dort sitzende Gap junctions gekoppelt. Dadurch bilden die Zellen ein funktionelles Synzytium, wodurch sich das im Sinusknoten entstehende Aktionspotential über alle Vorkammer – und danach Kammerzellen ausbreitet. Die Folge davon ist eine vollständige Kontraktion. Dieses Prinzip wird als Alles – oder – Nichts – Gesetz des Herzens bezeichnet.

## 1.1. Grundlagen des RELS

Die Zellen des RELS sind Schrittmacherzellen. Die Zellen des Sinusknoten bezeichnet man als primäre Schrittmacherzellen, die des AV – Knotens als sekundäre. Sie haben die Eigenschaft, dass ihr Ruhepotential von – 70 mV physiologischerweise spontan auf das Schwellenpotential von – 40 bis – 35 mV angehoben wird, wodurch ein Aktionspotential entsteht, welches dann über die Vorkammermuskulatur und über die Tractus internodales zum AV – Knoten läuft und auf das His – Bündel übergeleitet wird.

Die Vorkammern sind von den Kammern durch die bindegewebigen Anuli fibrosi elektrisch voneinander isoliert, das Aktionspotential kann daher nur über das His – Bündel zur Kammermuskulatur geleitet werden. Da die Weiterleitung im His – Bündel jedoch sehr langsam ist, erreicht das Signal zur Kontraktion die Kammer zeitlich verzögert, dadurch findet die Kontraktion der Atrien früher statt. Die Kammersystole kann also erst beginnen, wenn die Vorkammersystole beendet ist.

Von den His – Bündel ziehen Tawaraschenkel Richtung Herzbasis, von welchen Purkinjefasern abzweigen, die ihre zugehörigen Herzareale versorgen. Von den Fasern breiten sich die Aktionspotentiale von Zelle zu Zelle aus. Die Reizweiterleitung nach dem His – Bündel ist sehr schnell, was die Synchronizität der Kontraktion ermöglicht.

Alle Anteile des RELS können spontan Reize bilden, allerdings erreicht der Sinusknoten als erstes das Schwellenpotential, wodurch er der primäre Schrittmacher ist. Sollte er jedoch, beispielsweise durch einen totalen oder partiellen Herzblock, also die teilweise oder vollständige Blockade der Überleitung vom Sinusknoten auf den AV – Knoten, ausfallen, übernimmt der AV – Knoten als sekundärer Schrittmacher die Bildung des Aktionspotentials.

Man spricht daher von der Automatie und Autonomie des Herzens: Es gibt seinen eigenen Rhythmus vor und kann völlig ohne äußeren Einfluss durch seine Schrittmacherzellen funktionieren.

## 1.2. Aktionspotential

Aktionspotentiale sind die Folge von Ionenströmen und werden dadurch von Ionenkanälen, Austauschern und Cotransportern ermöglicht. Diese werden unterschiedlich gesteuert, beispielsweise durch Liganden, durch Comoleküle oder durch Spannung. Das Ruhepotential der Zellen liegt bei ca – 80 mV und beschreibt das Potential bei dem die Nettobewegung der Ionen zwischen Intra – und Extrazellularraum gleich Null ist. Ein Einstrom von Kationen bzw. ein Ausstrom von Anionen wird als Depolarisation bezeichnet. Umgekehrt ist ein Einstrom von Anionen oder ein Ausstrom von Kationen eine Hyperpolarisation – oder, wenn davor eine Depolarisation stattgefunden hat und die Hyperpolarisation eine Rückkehr zum Ruhepotential ist, eine Repolarisation. Die Triebkraft, mit der Ionen in die Zelle hinein – oder aus der Zelle hinausströmen ergibt sich aus dem chemischen Gradienten, also dem Konzentrationsunterschied des betrachteten Ions zwischen dem intra – und dem extrazellulären Raum, und dem elektrischen Gradienten, also der Potentialdifferenz. Wie gut Ionen sich entlang des elektrochemischen Gradienten ausbreiten können, ist allerdings von der Durchlässigkeit der Membran für die einzelnen Ionen abhängig und die schwankt im Verlauf eines Aktionspotentials zum Teil sehr stark.

*1. Myocard*

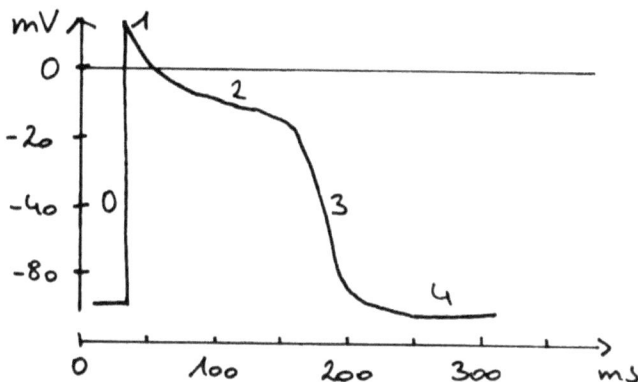

Ein Reiz trifft beim Ruhepotential von etwa – 80 mV auf die Zelle und aktiviert damit schnell aktivierbare, schnell inaktivierbare, potential – und zeitgesteuerte $Na^+$ - Kanäle. Durch die geringe intrazelluläre Konzentration von $Na^+$ kommt es zu einem $Na^+$ - Einstrom und somit zu einer Depolarisation (Phase 0).

Zeitgleich werden langsame, potential – und zeitgesteuerte $Ca^{2+}$ - Kanäle und der $3Na^+/Ca^{2+}$ - Austauscher in der Membran aktiviert, worauf ein längerer, durch den Wegfall des elektrischen Gradienten auch langsamerer $Ca^{2+}$ - Einstrom folgt. Dieser verstärkt die Depolarisation und es kommt außerdem zu einer Freisetzung des $Ca^{2+}$ aus dem Sarkoplasmatischen Retikulums.

Kurz darauf werden schnell aktivierbare und schnell inaktivierbare, potential – und zeitgesteuerte $K^+$ - Kanäle geöffnet, wodurch $K^+$ entlang seines Konzentrationsgradienten aus der Zelle ausströmt und die initiale Repolarisation verursacht (Phase 1).

Phase 1 geht anschließend in die Plateauphase über (Phase 2), in welcher die Nettoladungsverschiebung fast Null ist, da der $Ca^{2+}$ - Einstrom durch die langsamen Kanäle, den Austauscher und nun auch aus dem Sarkoplasmatischen Retikulum fast gleich stark ist wie der $K^+$ - Ausstrom durch die schnellen Kanäle.

Schließlich klingt der Ca⁺ - Einstrom ab, da die Kanäle sich wieder schließen, der K⁺ - Ausstrom bleibt jedoch erhalten (Phase 3), wodurch das Potential weiter absinkt. Nun öffnen sich auch noch langsame K⁺ - Kanäle, die zwar potential -, aber nicht zeitgesteuert sind. Dadurch kann K⁺ verstärkt ausströmen, sodass das Ruhepotential (Phase 4) wieder hergestellt wird. In Phase 3 beginnt nun auch schon der Rücktransport von Calcium ins Sarkoplasmatische Retikulum und in den extrazellulären Raum.

Das Depolarisationsplateau ist eine wichtige Besonderheit der Herzmuskelzellen, die gewährleistet, dass der Herzmuskel nicht tetanisierbar ist. Durch den langsamen $Ca^{2+}$ - Einstrom und das damit erzeugte Plateau fällt die Kontraktion in die Zeit des Aktionspotentials. Das bedeutet, dass die Refraktärzeit der Kanäle des Myocards ebenfalls in der Zeit der Kontraktion liegt und dass eine erneute Kontraktion erst ausgelöst werden kann, wenn die vorherige und die darauffolgende Diastole, in der die Kanäle relativ refraktär sind, bereits vorüber ist.

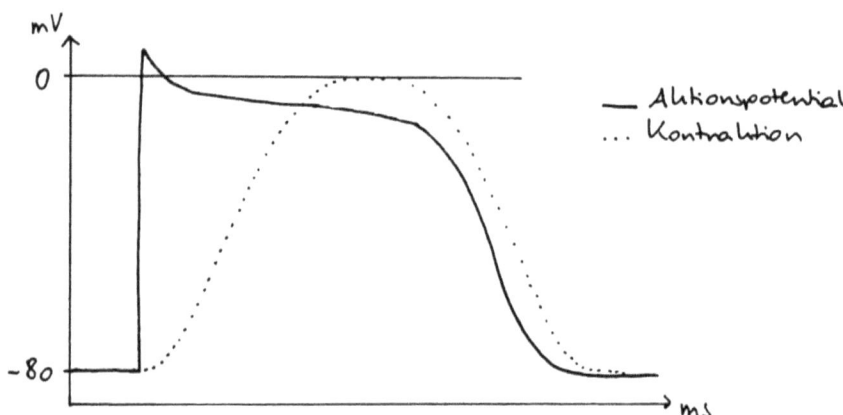

*Unterschied zur Skelettmuskulatur*

Während der Herzmuskel während seiner Kontraktion refraktär ist, weil das Aktionspotential noch nicht beendet wurde und dadurch nicht tetanisierbar ist, ist das Aktionspotential beim Skelettmuskel bereits vorüber, wenn der Muskel sich anfängt zu kontrahieren. Dadurch sind die Kanäle auch nicht mehr refraktär, wenn die Kontraktion einsetzt und können somit wieder geöffnet werden. Wenn die Aktionspotentiale in ausreichend hoher Frequenz eintreffen, hat dies zur Folge, dass die Muskulatur dauerkontrahiert, es entsteht ein Tetanus.

## 2. Schrittmacherzellen

Das Aktionspotential der Schrittmacherzellen unterscheidet sich von dem des Arbeitsmyocards in einigen Punkten, wodurch sie zur spontanen Reizbildung fähig sind. Primäre Schrittmacherzellen haben keine langsamen $K^+$ - Kanäle und keine schnellen $Na^+$ - Kanäle und ihnen fehlen die schnellen $K^+$ - Kanäle fast vollständig, wodurch das maximale diastolische Potential viel positiver ist und bei – 50 mV liegt. Die Depolarisation verläuft dadurch auch um einiges flacher, als beim Arbeitsmyocard und die Phasen 1 und 2 fallen weg.

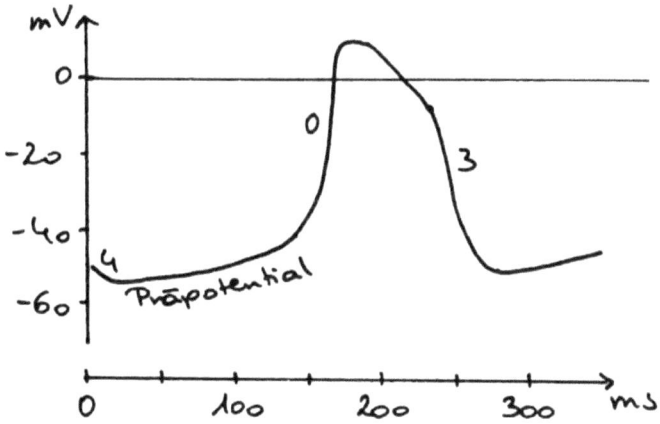

Schrittmacherzellen haben jedoch Kanäle, durch die ein nicht – selektiver Kationeneinstrom ermöglicht wird. Daraus ergibt sich ein instabiles Ruhepotential, das vor allem durch den Einstrom von $Na^+$ zustandekommt und auch als

Präpotential bezeichnet wird (Phase 4). Das Präpotential steigt so lange an, bis das Schwellenpotential erreicht wird.

Das Erreichen des Schwellenpotentials löst ein Öffnen von schnellen, durch ihre niedrige Aktivierungsschwelle leicht aktivierbare $Ca^{2+}$ - Kanäle aus. Der daraus resultierende $Ca^+$ - Einstrom führt zu einer Depolarisation (Phase 0).

Zeitlich versetzt öffnen sich potential – und zeitgesteuerte $K^+$ - Kanäle. Der folgende $K^+$ - Auswärtsstrom führt zur Repolarisation (Phase 3) und einem schnellen Abfall auf das maximale diastolische Potential von – 50 mV.

Das Präpotential wird vom Sinus – über den AV – Knoten bis zu den Purkinjefasern immer flacher, die Depolarisation dafür immer steiler, wodurch das Ruhepotential und das Aktionspotential immer mehr dem des Arbeitsmyocards gleichen, das Schwellenpotential immer langsamer erreicht wird und der Rhythmus ebenfalls immer langsamer wird.

In der Diastole wird dann in beiden Zellarten das Ionenverhältnis wieder auf das Ausgangsverhältnis gebracht, indem ein $Na^+/Ca^{2+}$ - Austauscher passiv 3 $Na^+$ hinein und 2 $Ca^{2+}$ hinaus schleust. Dafür muss die $Na^+/K^+$ - ATPase zuerst den Konzentrationsgradienten für Natrium herstellen bzw. ihn dann aufrechterhalten.

Am Herzen befinden sich allerdings nicht nur spannungsgesteuerte Kanäle, sondern auch ligandengesteuerte – vor allem für $K^+$, welche die Kontraktion beeinflussen. Beispielsweise fungieren Catecholamine, Acetylcholin und verschiedene Hormone, wie Thyroxin oder Sexualhormone als Transmitter und lösen dabei positiv oder negativ inotrope (Kontraktionskraft), lusitrope (Relaxation), chronotrope (Schlagfrequenz) oder dromotrope (Erregungsleitung) Effekte aus oder fördern bzw. hemmen die Zellwachstums – oder Apoptoserate. Meist funktionieren die Mechanismen über Second Messenger.

### 3. Intrazellulärer Ablauf

Das ankommende Aktionspotential öffnet $Ca^{2+}$ - Kanäle in der Membran, wodurch ein $Ca^{2+}$ - Einstrom zustandekommt und seine intrazelluläre Konzentration ansteigt. Im Bereich der Diaden (im Prinzip dasselbe wie Triaden nur in der Herzmuskulatur; Einstülpungen der Zellmembran = Transversaltubuli, die bis an das sarkoplasmatische Retikulum reichen) werden vor allem langsam inaktivierbare $Ca^{2+}$ - Kanäle mit hoher Aktivierungsschwelle geöffnet. Zusätzlich dazu wird durch den $Na^+$ - Einstrom der $Ca^{2+}/Na^+$ - Austauscher aktiviert, wodurch zusätzlich Calcium in die Zelle gelangt.

Das einströmende $Ca^{2+}$ aktiviert nun Ryanodinrezeptoren (RyR2) in der Membran des sarkoplasmatischen Retikulums, wodurch auch von dort $Ca^{2+}$ ins Cytoplasma strömt. Mengenmäßig übertrifft die Anzahl der $Ca^{2+}$ - Ionen aus dem sarkoplasmatischen Retikulum die Anzahl aus dem Extrazellularraum. Der Mechanismus wird als calciuminduzierte Calciumfreisetzung bezeichnet und ist umso effektiver, je mehr $Ca^{2+}$ im sarkoplasmatischen Retikulum gespeichert ist und je mehr $Ca^{2+}$ durch die Kanäle in die Zelle gelangt, da dadurch mehr Ryanodinrezeptoren aktiviert werden können.

Das meiste des $Ca^{2+}$ liegt an Proteine gebunden vor, wie beispielsweise Troponin C oder Calmodulin, wodurch die Konzentration der freien $Ca^{2+}$ - Ionen in der Zelle kaum ansteigt. Es bindet unter anderem an Troponin C, wodurch Tropomyosin entsperrt wird und der Querbrückenzyklus ablaufen kann.

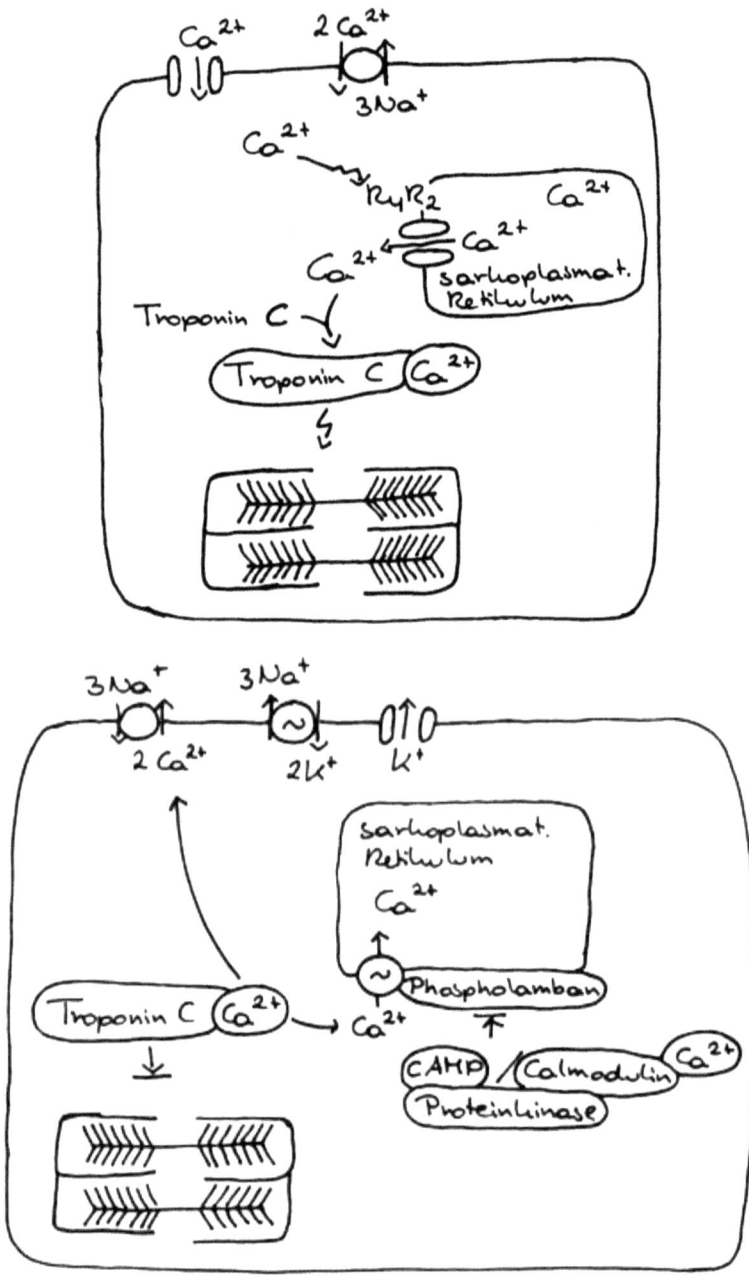

Der Rücktransport von $Ca^{2+}$ aus der Zelle hinaus bzw. ins sarkoplasmatische Retikulum hinein läuft verzögert ab und ca 10x langsamer als die Freisetzung. Vermittelt wird dieser Prozess am sarkoplasmatischen Retikulum durch die $Ca^{2+}$ - ATPase. Durch den Konzentrationsanstieg wird vermehrt die cAMP – bzw. calmodulinabhängige Proteinkinase aktiviert. Ihre Aufgabe ist es Phospholamban, die inhibitorische Untereinheit der $Ca^{2+}$ - ATPase, zu inaktivieren, wodurch die $Ca^{2+}$ - ATPase arbeiten kann. Aus der Zelle wird $Ca^{2+}$ vor allem durch den 3 $Na^+$/2 $Ca^{2+}$ - Austauscher geschleust, der wieder sekundär aktiv durch die Aktivität der $Na^+$/$K^+$ - ATPase arbeitet.

Die Kontraktion der Muskelzellen wird von einer Zelle zur nächsten übertragen durch die Disci intercalares oder Glanzstreifen. Diese werden von zwei angrenzenden Zellmembranen gebildet, die sich stark ineinander falten und außerdem mit Gap junctions verbunden sind, um die Aktionspotentiale weiterzuleiten. Ein Aktionspotential wird nach dem Alles – oder – Nichts – Gesetz gebildet, dadurch kontrahiert sich am Herzen entweder die gesamte Muskulatur oder keine einzige Muskelzelle.

## 2. Herzmechanik

Die Strömungsrichtung des Blutes wird durch die 4 Klappen geregelt, welche auch einen Rückfluss in die vorgeschalteten Areale verhindern. Es gibt 2 verschiedene Arten von Klappen: AV – Klappen sind Segelklappen, die Klappen an den abführenden Gefäßwurzeln sind Semilunar – oder Taschenklappen. An der rechten Seite trennt die Tricuspidalis den Vorhof von der Kammer, auf der linken Seite ist es die Bicuspidalis. Jede der Klappen ist groß genug, um selbst bei vergrößertem Herzen noch optimal zu schließen. Sie sind mit Cordae tendinae an den Papillarmuskeln angehängt und klappen durch den höheren Druck in den

Ventrikeln verglichen mit dem in den Atrien um und verschließen ihr Ostium atrioventriculare. Die Taschenklappen der abführenden Arterien schließen sich ebenfalls durch veränderte Druckverhältnisse – und zwar wenn der Druck in den Ventrikeln unter den Druck in der Arteria pulmonalis bzw. der Aorta sinkt.

Die zuführenden Gefäße, Vena cava cranialis und caudalis für das rechte Atrium und die Venae pulmonales für das linke Atrium, haben jedoch keine Klappen, sie werden durch einen Muskelring geschlossen, um in der Vorhofsystole einen Rückfluss zu verhindern.

2.1. Herzzyklusphasen

Die Herzzyklusphase kann man in Systole und Diastole einteilen. In der Systole unterscheidet man die Umformungsphase, die Druckanstiegsphase und die Austreibungsphase. In der Diastole kann man eine Herzpause, eine Phase der raschen Füllung und die Vorhofsystole differenzieren.

*1. Diastole*

Zu Beginn der Diastole sinkt der Druck in Ventrikeln unter den Druck in den Gefäßwurzeln der Aorta und A. pulmonalis, wodurch die Semilunarklappen geschlossen werden. Nun sind alle 4 Klappen geschlossen, was den Beginn der Entspannungsphase kennzeichnet.

Der Druck im Ventrikel fällt weiter durch die isovolumetrische Erschlaffung. Das Kammervolumen bleibt konstant, jedoch erhält das Herz durch die Längenzunahme der Muskelfasern eine insgesamt länglichere Form. Sobald der Druck unter dem Druck in den Vorkammern gefallen ist, öffnen die AV – Klappen, was die Entspannungsphase beendet und den Anfang der Füllungsphase kennzeichnet.

Durch die geöffneten AV – Klappen strömt Blut aus den Atrien in die Ventrikel und auch aus den Venen durch die Atrien in die Kammern. Der Druck in den Kammern schwankt während der Phase, die etwa 90% der Diastole ausmacht, um 0 mmHg und steigt. Im ersten ¼ der Füllungsphase strömt das meiste Blut aus den Atrien, durch die anschließende Vorhofsystole werden die Kammern weiter gefüllt, wobei in Ruhe nur wenig Blut nachfließt. Bei Anstrengung steigt die Herzfrequenz und je höher sie ist, desto kürzer ist die Diastole und desto wichtiger wird die Vorhofsystole für die Füllung der Kammern.

Während der Vorhofsystole steigt der intraventrikuläre Druck über den intraatrialen, was einen reflektorischen Schluss der AV – Klappen zur Folge hat. Mit dem Schließen der Klappen wird die Füllungsphase beendet.

## *2. Systole*

Die Systole beginnt mit der kurzen Umformungsphase, in der sich die Muskulatur isoton verkürzt, gefolgt von der Anspannungsphase, in der sich die Fasern isometrisch verkürzen. Dadurch steigt der Druck, bis er den enddiastolischen Druck der abführenden Arterien erreicht. Bis zu diesem Zeitpunkt sind alle Herzklappen geschlossen.

Sobald der Druck in den Ventrikeln größer ist als in den Arterien, öffnen sich die Taschenklappen. Das Öffnen der Klappen kennzeichnet das Ende der Anspannungsphase und den Beginn der Auswurfphase.

Bei geöffneten Klappen steigt der intraventrikuläre Druck weiter, allerdings dauert der Anstieg nicht bis zum Ende der Auswurfphase an. Wegen der abnehmenden Auswurfleistung gegen Ende der Auswurfphase, fällt der Druck plötzlich ab, der Blutfluss in die Gefäßwurzeln kommt zum erliegen. Sobald der

Kammerinnendruck kleiner ist als der Druck in den Arterien, schließen sich die Taschenklappen und beenden die Auswurfphase.

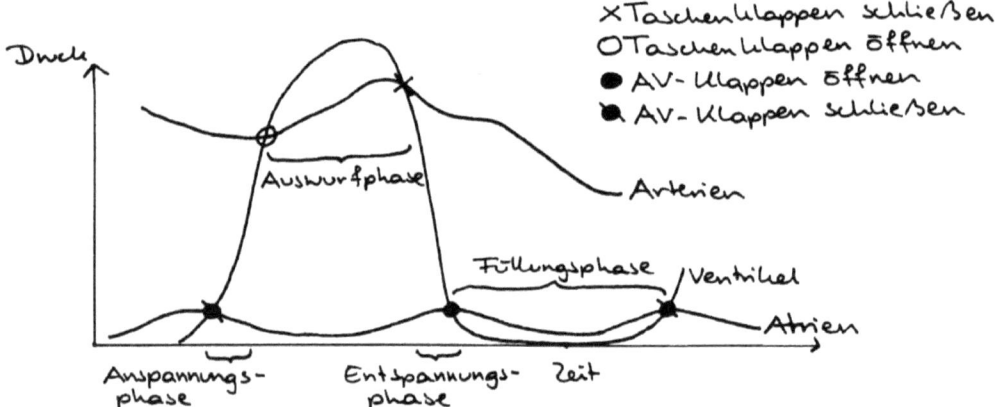

Der rechte Ventrikel hat eine kürzere Anspannungs – und eine längere Auswurfphase, weil der enddiastolische Druck in der A. pulmonalis schneller erreicht und langsamer unterschritten wird als der in der Aorta. Dabei wird der Druck im rechten Ventrikel zum Großteil vom linken miterzeugt, wodurch bei Funktionsverlust der rechten Kammer die Pumpleistung nahezu unbeeinflusst bleibt.

*3. Ventilebenen - Mechanismus*

Während der Systole wird die Herzbasis nach rechts ventral gesenkt, was die Vorkammern und die Venen dehnt und somit die Füllung der Atrien erleichtert. Während der Diastole hebt sich die Ventilebene, wodurch die Füllung der Ventrikel erleichtert wird.

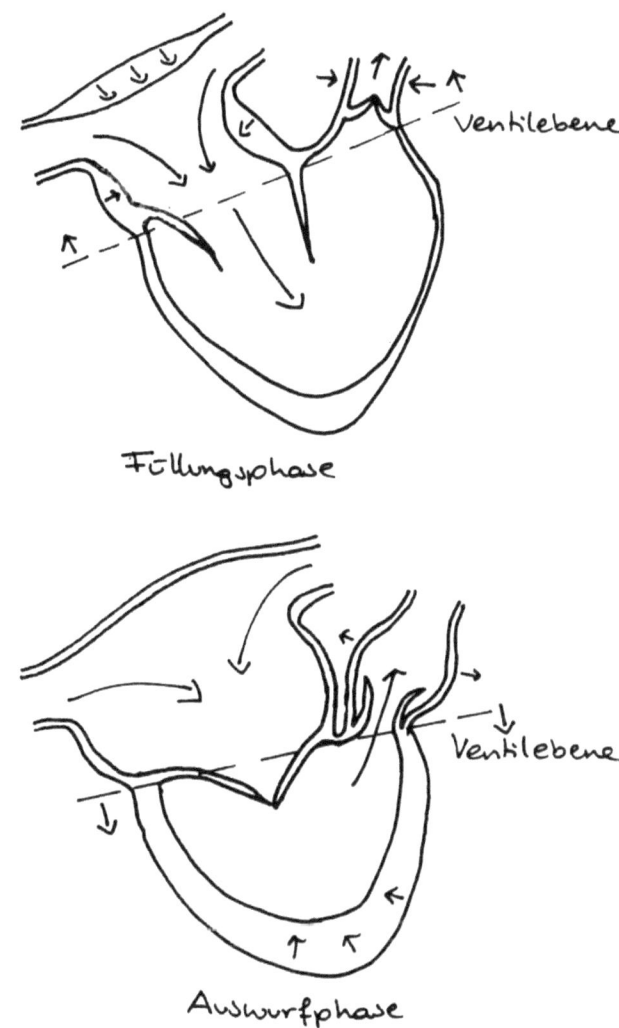

## 3. Anpassung und Beeinflussung

In Ruhe werden die Kammern während der Systole nur zu 40 – 60 % entleert. Bei Arbeit wird zusätzlich noch „Restblut" ausgepumpt werden, was bedeutet, dass das Herzminutenvolumen (ml/min) steigt. Das Herzminutenvolumen errechnet sich aus dem Schlagvolumen (ml) * der Schlagfrequenz (1/min).

Die Anpassung an Belastungssituationen erfolgt innerhalb von Sekunden, wobei das Herzminutenvolumen das 2,5 – 8 – fache vom Ruhewert erreichen kann. Bei einem Rennpferd beispielsweise wird das Herzminutenvolumen von 25 – 40 l/min auf bis zu 240 l/min gesteigert. Daneben gibt es noch Anpassungsmechanismen, die auf erhöhten Druck im Blutgefäßsystem reagieren, wie beispielsweise durch Stenosen oder durch vermehrte Füllung. Diese Anpassung wird durch intrakardiale Regulation erreicht, das heißt das Herz verfügt über autoregulatorische Funktionen, die somit ohne Einflüsse von außen, allein aufgrund geänderter Druckverhältnisse die Herzarbeit verändern.

## 3.1. Frank – Starling – Mechanismus

### 1. gesteigerte Vorlast

Bei gesteigerter Vorlast, also vermehrter Füllung der Vorkammern, wird, bei gleicher Schlagfrequenz, nun die Kammern verstärkt gefüllt, somit stärker gedehnt, worauf sie sich stärker kontrahieren. Das hat zur Folge, dass das Schlagvolumen zunimmt und mehr Blut befördert wird.

Bei vermehrtem Blutangebot nimmt also das Schlagvolumen zu, ohne dass die Schlagfrequenz verändert werden muss.

### 2. gesteigerte Nachlast

Bei gesteigerter Nachlast ist der Widerstand in den Arterien erhöht, wodurch nicht ganz so viel Blut bei der Systole aus der Kammer gepresst wird, die Kammer wird also weniger gut entleert, die endsystolische Füllung nimmt zu. In mehreren Stufen nimmt nun die Kammerfüllung während der Diastole und somit der Druck darin zu, bis die Druckzunahme den Widerstand ausgeglichen hat. Im Endeffekt wird nun bei gleichbleibender Frequenz gleichviel Blut transportieren wie vor der Nachlasterhöhung.

Bei gesteigertem Abflusswiderstand wird der Druck, mit dem das Blut aus dem Herzen gepresst, solange erhöht, bis die gleiche Menge transportiert wird, wie unter Normalbedingungen.

Der Frank – Starling – Mechanismus erlaubt also eine schnelle Anpassung an Blutdruckschwankungen, wie sie beispielsweise bei Lageänderungen vorkommen, ohne die Herzfrequenz zu beeinflussen. Eine Anpassung an körperliche Arbeit wäre hingegen immer mit einer gesteigerten Herzfrequenz verbunden.

Der Mechanismus beruht auf die gesteigerte Kontraktionskraft bei zunehmender Dehnung wegen der starken Längen – Kraft – Relation der Sarkomere und der verstärkten $Ca^{2+}$ - Sensitivität der Myofilamente.

### 3.2. extrakardiale Beeinflussung – Sympathicus & Parasympathicus
*1. Sympathicus*

Die sympathischen Nerven, die zum Herzen ziehen, stammen aus dem caudalen Hals – und dem cranialen Thoraxbereich und werden in den Hals – und oberen Thoraxganglien des Grenzstrangs bzw. im cardialen Plexus umgeschaltet. Die Beeinflussung des Herzens wird vor allem von Noradrenalin vermittelt, daneben aber auch von Adrenalin, welches vom Nebennierenmark ausgeschüttet wird.

An den Atrien und den Ventrikeln befinden sich G – Protein – gekoppelte adrenerge Rezeptoren. $\beta_1$ – Rezeptoren vermitteln eine verstärkte Aktivierung der $Ca^{2+}$ - Kanäle und auch des Rücktransportes ins sarkoplasmatische Retikulum. Damit wirkt dieser Rezeptor positiv chronotrop, inotrop, lusitrop und dromotrop. $\alpha_1$ – Rezeptoren wirken auf die vorhin genannten Mechanismen ebenfalls aktivierend, steigern aber zusätzlich dazu noch die Sensitivität der Myofilamente für $Ca^{2+}$ und verlängern die Plateauphase des Aktionspotentials, durch die Hemmung der Kaliumströme.

*2. Parasympathicus*

Von der Medulla oblongata ziehen parasympathische Fasern im N. vagus zum Herzen, wobei der rechte vor allem den rechten Vorhof und den Sinusknoten beeinflusst, der linke dafür alle linksseitigen Areale der Atrien und den AV – Knoten.

Als Transmitter verwendet der Parasympathicus Acetylcholin, welches am Herzen an $M_2$ – Rezeptoren bindet und somit negativ chrono –, ino – und dromotrop auf die Schrittmacherzellen und das Vorhofmyocard wirkt. Die Wirkung auf das Kammermyocard ist nur indirekt über präsynaptische Hemmung des Sympathicus.

Das Herz steht generell immer unter parasympathischen Einfluss.

Sympathicus und Parasympathicus wechseln sich nicht ab, sie sind beide aktiv und je nachdem wie stark aktiv beide vegetativen Systeme sind, verrechnet das Herz dann die einkommenden Signale und verändert dementsprechend seine Tätigkeit.

### *3.2.1. chronotrope Wirkung*

Unter Chronotropie versteht man die Schlagfrequenz des Herzens betreffend.

Der Sympathicus fördert den Einstrom von $Na^+$ und aktiviert unselektive Kationenkanäle, der Ausstrom von $K^+$ wird jedoch gleichzeitig gehemmt, wodurch das Schwellenpotential schneller erreicht wird.

Der Parasympathicus verlangsamt den Einstrom von $Na^+$ und fördert dafür den Ausstrom von $K^+$, wodurch die Repolarisation schneller erreicht wird und die Zellen sogar ein wenig hyperpolarisiert werden.

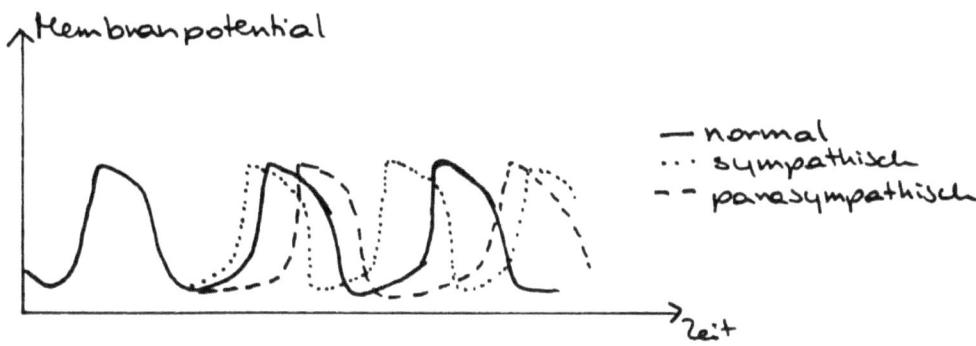

### 3.2.2. inotrope Wirkung

Unter Inotropie versteht man die Kontraktionskraft des Herzens beeinflussend.

Der Sympathicus fördert den $Ca^{2+}$ - Ein – und Ausstrom in die Zelle, die Aufnahme ins sarkoplasmatische Retikulum während der Herzpause, was insgesamt zu einer vermehrten Freisetzung führt, da es stärker gefüllt wird. Außerdem sorgt er dafür, dass $K^+$ - Kanäle schneller aktiviert und inaktiviert werden und dass cAMP vermehrt hergestellt wird. Dadurch erhöht sich jedoch der Energiebedarf des Herzens.

Der Parasympathicus hemmt sämtliche Mechanismen, die der Sympathicus fördert, fördert jedoch selbst den $K^+$ - Einstrom in die Zelle.

Durch Coffein wird der cAMP – Abbau durch die Phosphodiesterase im Herzen gehemmt, dadurch kann die cAMP – abhängige Proteinkinase verstärkt Phospholamban inaktivieren und somit die $Ca^{2+}$ - ATPase aktivieren. Das hat zur Folge, dass $Ca^{2+}$ schneller ins sarkoplasmatische Retikulum zurücktransportiert werden kann.

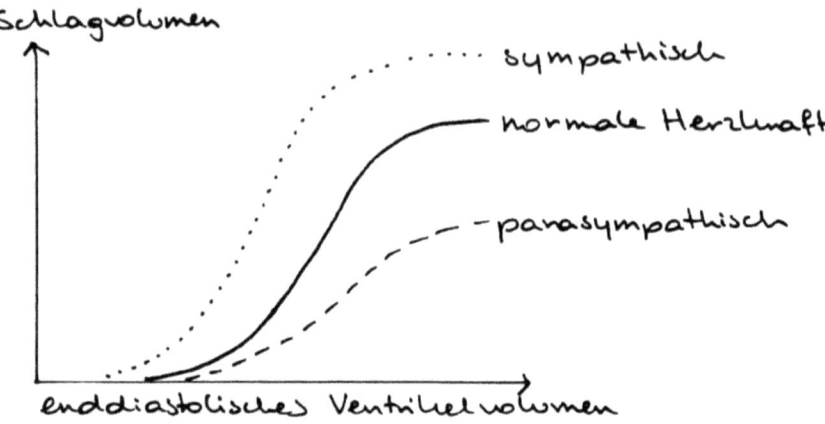

### 3.2.3. lusitrope Wirkung

Die Lusitropie betrifft die Erschlaffungsgeschwindigkeit der Herzmuskelfasern, wobei der Sympathicus durch den beschleunigten Rücktransport des $Ca^{2+}$ ins SR positiv lusitrop wirkt.

### 3.2.4. dromotrope Wirkung

Unter Dromotropie versteht man die Erregungsleitung des Herzens.

Sympathische Neurone erhöhen die Leitungsgeschwindigkeit, da sie den $Ca^{2+}$-Einstrom fördern und somit ein steileres Präpotential entsteht.

Parasympathische Nerven hemmt durch Acetylcholin im AV – Knoten den Schrittmacherstrom und verlängert damit das Präpotential. Bei sehr starker Vagusaktivierung kann es dadurch zum totalen Herzblock kommen.

Zusammenfassend kann man sagen, dass bei Belastung die Schlagfrequenz, das Schlagvolumen und die Kontraktionskraft erhöht werden, jedoch ohne größere Vordehnung. Dadurch ist weniger Restblut nach der Systole im Ventrikel, das endsystolische Kammervolumen sinkt daher.

Bei steigender Reizfrequenz nimmt zwar die Schlagfrequenz zu, allerdings kann kein Tetanus eintreten, da die Myocardzellen während der Kontraktion refraktär sind.

### 3.3. Pressorezeptorreflex

Pressorezeptoren befinden sich in der Aorta und der A. carotis und liefern Informationen über den Blutdruck, seine Änderung und die Geschwindigkeit der Änderung an das Kreislaufzentrum in der Medulla oblongata (Verlängertes Rückenmark). Hierfür werden der Nervus vagus (X) und Nervus glossopharyngeus (IX) verwendet.

Vom pressorischen Gebiet des Kreislaufzentrums aus werden kontinuierlich sympathische Impulse an Herz und Gefäße geschickt. Dies bewirkt eine Erhöhung der Schlagkraft und – frequenz des Herzens und eine Vasokonstriktion.

Das pressorische Gebiet steht in Verbindung mit dem depressorischen Gebiet, welches die Informationen der beiden Gehirnnerven IX und X erhält und die parasympathischen Kerne des N. vagus aktivieren kann.

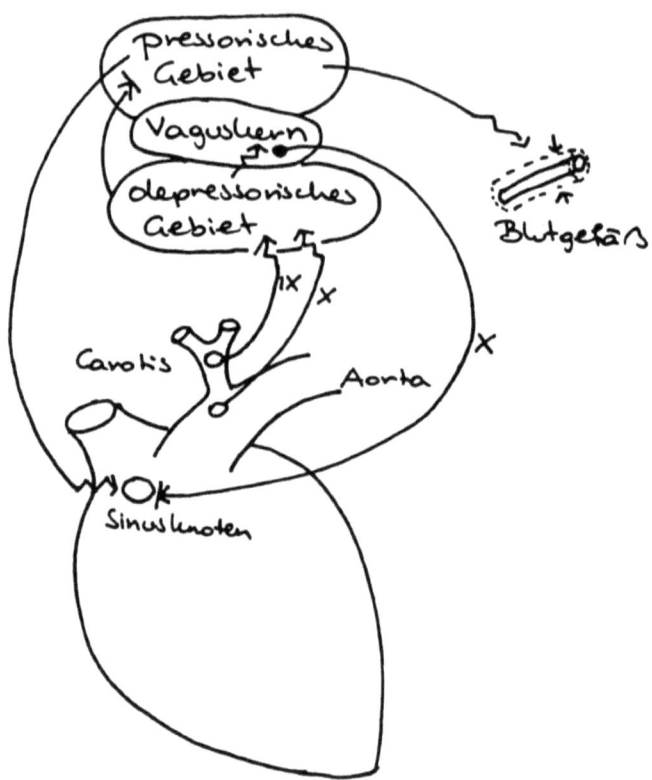

Bei normalem Blutdruck schicken die Pressorezeptoren in einer gewissen Frequenz Signale an die depressorische Zone, die über die Aktivierung der parasympathischen Vaguskerne und die Weiterleitung des Reizes über den N. vagus eine Verlangsamung der Schlagfrequenz des Herzens erreichen. Der normale Herzschlag wird also durch eine gegenseitige Hemmung von Sympathicus und Parasympathicus erreicht.

Bei erhöhtem Blutdruck wird die Frequenz der Signale erhöht, die von den Pressorezeptoren zum depressorischen Zentrum gesendet werden. Dadurch werden die parasympathischen Kerne des 10. Gehirnnerven vermehrt aktiviert, wodurch eine verstärkte parasympathische Wirkung auf das Herz und verstärkte

Hemmung auf die sympathischen Neurone am Herzen erfolgt. Die Kontraktionskraft und - geschwindigkeit sinken somit ab. Weiters wirkt das depressorische Zentrum direkt hemmend auf das pressorische Zentrum ein. Folglich lässt die vasokonstriktive Wirkung des Sympathicus nach und die Blutgefäße dilatieren. Der für das Blut zur Verfügung stehende Raum wird erweitert, wodurch weniger Druck auf die Gefäßwände ausgeübt wird.

Bei einem Abfall des Blutdrucks senden die Pressorezeptoren in verminderter Frequenz, das depressorische Zentrum erhält weniger Reize, der Parasympathicus wird weniger aktiviert und das pressorische Zentrum weniger gehemmt. Durch eine verminderte Hemmung oder geringere Transmitterkonkurrenz am Herzen steigt die Wirkung der sympathischen Signale. Das Herz schlägt schneller und mit gesteigerter Kraft.

## 4. Energieversorgung

Das Herz ist sozusagen ein Allesfresser. Es verwertet sowohl freie Fettsäuren und Glucose, als auch Lactat, Pyruvat, Ketonkörper und Aminosäuren. In Ruhe werden vor allem Glucose und freie Fettsäuren verwendet, bei Anstrengung Lactat. Die restlichen 3 werden nur zu einem geringen Prozentsatz zur Energieversorgung genützt. Was das Herz schlussendlich verbraucht ist allerdings von der Plasmakonzentration der einzelnen Stoffe abhängig.

## 5. Koronardurchblutung

Das Herz nimmt bereits in Ruhe 75 % des Sauerstoffs, der sich im Blut befindet, auf, also entscheidend mehr als der Durchschnitt des restlichen Körpers, der bei etwa 25 % liegt. Daher enthält das Blut kaum mehr Sauerstoffreserven, was dazu führt, dass bei vermehrtem Bedarf die Koronardurchblutung verstärkt ablaufen muss.

Dies ist der Fall, wenn das Herz vermehrt arbeiten muss. Während der Systole werden jedoch die Koronargefäße komprimiert, wodurch die Durchblutung eingeschränkt ist. Damit ist die Hauptdurchblutungsphase die Diastole, die jedoch bei erhöhter Herzfrequenz immer kürzer dauert. Dies bedeutet, dass die Koronardurchblutung in Ruhe weitaus besser ist, als während der Belastung. Die relative Diastolendauer in Ruhe liegt bei Pferden und Hunden bei 70 % des Herzzyklus, beim Rind ca 50 %, beim Schwein sogar unter 50 %, wodurch vor allem Schweine anfällig sind für Herzversagen bei Aufregung.

## 6. Elektrokardiogramm (EKG)

Die elektrischen Potentiale, die während der Erregungsausbreitung am Herzen entstehen, können als Elektrokardiogramm (EKG) an der Körperoberfläche gemessen werden. Die elektrischen Felder, welche von den Aktionspotentialen erzeugt werden, können deshalb an der Körperoberfläche abgelesen werden, weil die extrazelluläre Flüssigkeit sehr gut leitet und dabei praktisch kein Spannungsverlust auftritt. Damit ermöglicht das EKG die Registrierung und Analyse des Reizleitungssystems und dabei ein ungefährliches, schnelles und billiges Diagnostikverfahren. Es liefert jedoch keine Aussagen über die Pumpleistung des Herzen, ausgenommen bei Kammerflimmern, wo man anhand der Diagnose darauf schließen kann, dass nahezu keine Pumpleistung erbracht wird.

Die Aufzeichnung läuft bei einer genau definierten Geschwindigkeit auf Millimeterpapier. Zu Beginn wird eine Eichzacke aufgezeichnet, die angibt, welcher Ausschlag einer Spannung von 1 mV mit einer Dauer von 0,1 s entspricht. Durch die genaue Laufgeschwindigkeit kann man aus der Breite der Zacken und der Abschnitte die Herzfrequenz und die Dauer der Erregung der einzelnen Abschnitte des Herzens bestimmen.

Ein depolarisierendes oder repolarisierendes Potential breitet sich als Erregungsfront aus, wobei das Signal einer einzigen Zelle zu schwach ist, um es mit den üblichen Messgeräten erfassen zu können. Daher benötigt es auch die gleichzeitig auftretenden Aktionspotentiale der Herzmuskelzellen, die noch dazu in die gleiche Richtung laufen, um ein Signal sichtbar zu machen. Nehmen wir jedoch zum besseren Verständnis an, man könnte die Potentiale von einer einzelnen Herzmuskelzelle messen. In der Ausgangsposition, bei Ruhe, ist die Zelle innen negativ und außen positiv. Nachdem wir die intrazellularen Potentialschwankungen nicht messen können, interessiert uns nur das positive Äußere. Rund um die Herzmuskelzelle sind Elektroden angebracht. An jedem Abschnitt der Zelle herrscht die gleiche Ladung, man kann somit nichts messen.

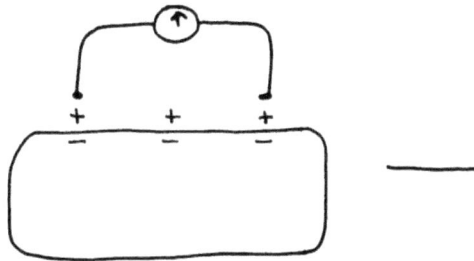

Nun kommt ein Aktionspotential an und die Membran depolarisiert an den ersten Stellen. Dadurch entsteht ein Dipol, von dem ein elektrisches Feld ausgeht, welches von den Elektroden gemessen werden kann. Je stärker das Feld ist, desto größer ist der Ausschlag.

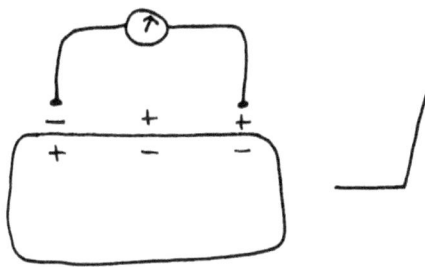

Die Erregung läuft die Muskelzelle entlang, sodass sie völlig depolarisiert ist, wodurch wieder keine Potentialdifferenz für die Elektroden messbar ist. Sobald die erregte Zelle repolarisiert, ist sie wieder ein Dipol und erzeugt eine flache, langgezogene Depolarisation, die im Vergleich zur initialen Depolarisation in die entgegengesetzte Richtung zeigt.

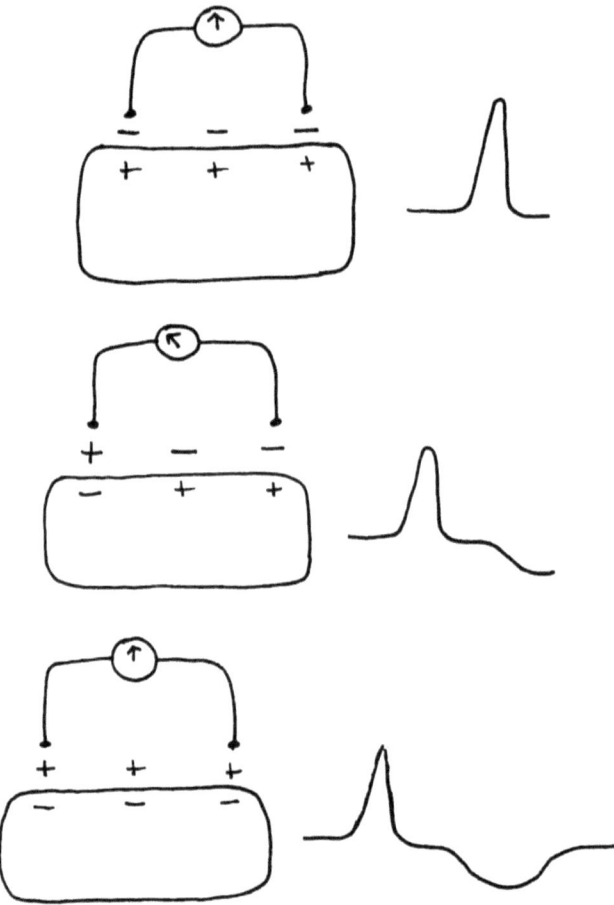

Auf das gesamte Herz umgelenkt ergibt diese Überlegung, dass die EKG – Ableitung einen positiven Ausschlag zeigt, wenn sich die Erregungswelle auf die Elektrode zubewegt und einen negativen Ausschlag, wenn sich die Erregungswelle von der Elektrode entfernt. Zusätzlich muss man jedoch beachten, dass sich Potentiale von parallel laufenden Muskelfasern addieren, während sich die von entgegengesetzten Fasern gegenseitig abschwächen und mitunter auch auslöschen können. Aus diesem Grund ist im EKG nicht alles sichtbar, was am Herzen abläuft. Außerdem ist ein EKG auf 2 Dimensionen beschränkt, wohingegen die Vorgänge in Wahrheit in 4 Dimensionen (Breite, Höhe, Raum und Zeit) ablaufen. Damit ergibt sich, dass sich gleichzeitige Ereignisse überlagern, wie die Vorhofrepolarisation und die Kammerdepolarisation. Da die einzelnen Erregungswellen sich in verschiedenen Richtungen fortpflanzen, ergibt sich das typische Bild des EKGs. Die verschiedenen Ableitungen zeigen prinzipiell dasselbe – nur eben aus verschiedenen Perspektiven.

## 6.1. Standardableitung

Um die Messungen zu Standardisieren, damit Vergleiche gezogen werden können, wurden die Lage der Ableitepunkte am Körper, die Polung der EKG – Geräte und die Bezeichnung der typischen Zacken nach Einthoven normiert. Die Elektroden werden beim Menschen und entsprechend auch bei Tieren am rechten Arm, linken Arm und linkem Fuß befestigt. Für den rechten Arm verwendet man das rote Kabel, für den linken Arm das gelbe Kabel und für den linken Fuß das grüne Kabel. Ein schwarzes, geerdetes Kabel wird an das rechte Bein angebracht. Die Messung zwischen rechtem und linkem Vorderbein ergibt die Standardableitung I, die Messung zwischen rechtem Vorderbein und linkem Hinterbein die Ableitung II und die zwischen dem linken Vorder – und Hinterbein die Ableitung III. Die Polung ist bei der Ableitung I so festgelegt, dass ein positiver Ausschlag erfolgt, wenn das linke Vorderbein positiv dem rechten gegenüber ist. In Ableitung II und III ist ein Ausschlag positiv, wenn das linke Hinterbein positiv gegenüber dem jeweiligen

Vorderbein ist. In der Standardableitung nach Einthoven sind die Elektroden am Körper nicht geerdet, die Spannung wird dadurch zwischen zwei differenten Elektroden gemessen, was man als bipolare Ableitung bezeichnet. Man spricht daher von der bipolaren Ableitung nach Einthoven.

Der Papiervorschub beträgt meistens 25 mm/s, man sollte ihn jedoch so wählen, dass die Ausschläge gut beurteilt werden können, sprich: Bei höheren Herzfrequenzen muss auch das Papier schneller vorschieben.

Das normale EKG zeigt charakteristische Zacken, die mit P, Q, R, S, T und U benannt werden und kann in einen Vorhofanteil und einen Kammeranteil geteilt werden. Meist verwendet man die II. Ableitung nach Einthoven.

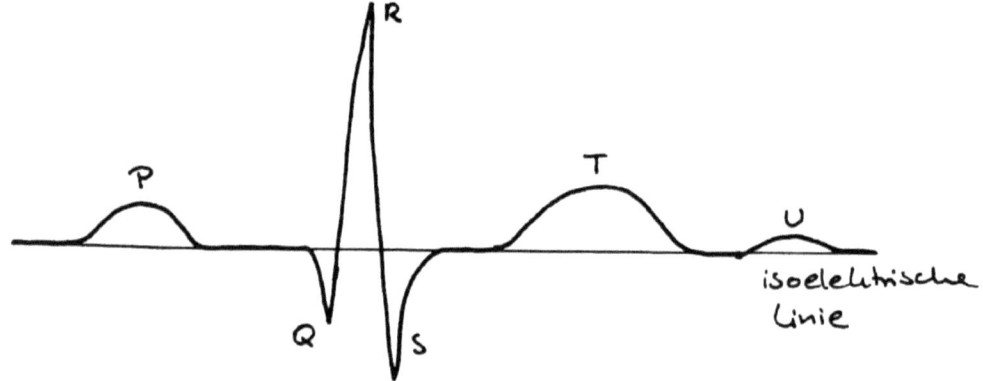

*P – Welle*

Die P – Welle zeigt die Vorhofdepolarisation, die vom Sinusknoten ausgeht und sich dann erst über den rechten und anschließend über den linken Vorhof ausbreitet. Der aufsteigende Teil der Welle entspricht der Depolarisation des rechten Atriums, der absteigende Teil der Welle entspricht der Depolarisation des linken Atriums. Da während der Depolarisation das linke Hinterbein gegenüber dem rechten Vorderbein positiv ist, verläuft sie positiv.

*PQ – Strecke*

Die Zeit zwischen P und Q als Überleitungszeit bezeichnet und beschreibt die Verzögerung der Überleitung von den Vorhöfen auf die Kammer durch die langsam leitenden Fasern des AV – Knotens und His - Bündels. Der Beginn der P – Welle bis zum Anfang der Q – Zacke wird als PQ – Strecke oder PQ – Intervall bezeichnet. Da nur wenige Zellen an der Überleitung beteiligt sind, kann man im EKG nichts feststellen, der Zeiger bleibt also auf der isoelektrischen Linie. Die sehr langsame Überleitung von den Atrien zu den Ventrikeln ist notwendig, damit die Vorhofsystole nicht fast gleichzeitig mit der Kammersystole abläuft, sondern in die späte Kammerdiastole fällt. Dadurch kann die Kontraktion der Vorhöfe noch Blut in die Kammer pumpen. Wäre die Überleitung genauso schnell, wie innerhalb der Atrien oder innerhalb der Ventrikel, würde die Kontraktion der Vorhöfe gleichzeitig stattfinden mit der Kontraktion der Kammern und könnte nichts bewirken, da die Kammern mit einem Vielfachen der Kraft arbeiten.

*QRS – Komplex*

Der QRS – Komplex entsteht durch die Depolarisation der Kammern. Die Erregung kann über die linken Tawaraschenkel schneller weitergeleitet werden, als über den rechten, wodurch die Erregung in den Purkinjefasern auf der linken Seite des Septums hinabläuft und dann in der Muskulatur zur Basis zurückkehrt. Aus diesem Grund ist die Q – Zacke negativ. Bei Pferden und Wiederkäuern fehlt sie jedoch auch häufig. Direkt im Anschluss wird die gesamte Kammermuskulatur von der Basis zur Spitze laufend depolarisiert, was sich im EKG als positive R Zacke darstellt. Von der Spitze verläuft die Erregung in Richtung der Herzbasis und erzeugt so die negative S – Zacke. Diese kommt dadurch zustande, dass die linke Kammer mehr Muskulatur hat und deshalb ein wenig länger benötigt als die rechte, um vollständig depolarisiert zu sein. Somit depolarisieren am Ende noch die letzten, subepikardialen Anteile der linken Kammermuskulatur und erzeugen dabei die S – Zacke.

Der Abstand zwischen 2 R – Zacken kann zur Bestimmung der Herzfrequenz herangezogen werden, man muss jedoch immer die Vorschubgeschwindigkeit des Papiers berücksichtigen.

*ST – Strecke*

Nach der S – Zacke ist das Ventrikelmyocard vollständig depolarisiert und jede Zelle hat das gleiche Potential. Daher gibt es auch keine Potentialdifferenz und das EKG zeigt eine isoelektrische Linie.

*T – Welle*

Die T – Welle steht für die Repolarisation der Ventrikel und ist nach oben gerichtet, da die Repolarisation in umgekehrter Richtung wie die Depolarisation, also vom Apex zur Basis, läuft. Damit repolarisieren die Fasern als letztes, welche als erstes depolarisiert haben, da sie das längste Aktionspotential aufweisen. Der Sinn dahinter ist, dass die nächste Depolarisation erst dann wieder die Ventrikel erreichen soll, wenn sämtliche Zellen des Myocards repolarisiert sind. Dies stellt einen wirksamen Schutz vor kreisenden Erregungen und Kammerflimmern dar.

*U - Welle*

Eine U – Welle kann als kleiner positiver Ausschlag auftreten, die Ursache hierfür ist nicht geklärt.

Daneben wird auch noch die unipolare Ableitung verwendet, entweder nach Goldberger oder nach Wilson. Bei der EKG-Ableitung nach Goldberger wird im Gegensatz zur Ableitung nach Einthoven durch Zusammenschaltung der Elektroden von jeweils 2 Extremitäten eine indifferente, also geerdete Elektrode gebildet, gegen die das Potenzial des dritten Ableitortes gemessen wird. Dadurch wird sie auch als pseudo – unipolare Ableitung bezeichnet.

Die EKG-Ableitung nach Wilson ist eine unipolare Brustwandableitung. Hierfür werden als indifferente Elektrode 3 Extremitäten zusammengeschaltet. Gegen sie werden 6 herznah gelegene Ableitpunkte auf der Brustwand gemessen. Die Brustwandableitung findet besondere Bedeutung bei der Lokalisation hypoxischer Areale im Myocard.

### 6.2. EKG – Analyse

Bei der Interpretation des EKGs wird die Frequenz, der Rhythmus, Form, Amplitude und Dauer der einzelnen Zacken, Segmente und Intervalle und die elektrische Herzachse bestimmt.

Die Frequenz ist von der Tierart und von dem Zustand des Tieres abhängig, daneben noch vom Alter, der Größe und zum Teil auch der Rasse. Die normale Frequenz eines Hundes beträgt etwa 70 – 160 Schläge pro Minute. Aus dem Abstand der EKG – Signale in aufeinanderfolgenden Herzzyklen kann die Frequenz abgelesen werden. Meist wird dafür der Abstand zwischen 2 R – Zacken verwendet. Die Anzahl dieser R – R – Intervalle pro Zeiteinheit ergibt die Herzfrequenz. Ist die Frequenz erhöht, spricht man von einer Sinustachykardie, ist sie erniedrigt, von einer Sinusbradykardie. Wenn sie im Normbereich liegt, spricht man vom normalen Sinusrhythmus.

Der Rhythmus wird im gesunden Herzen von der Erregungsfrequenz des Sinusknotens bestimmt, mit der zunächst die Atrien und schließlich auch die Ventrikel erregt wird.

Die elektrische Herzachse wird mit Hilfe des Einthovendreiecks bestimmt. Das Einthovendreieck ist ein gleichseitiges Dreieck, welches durch die Verbindung der 3 Elektroden entsteht. Ableitung I liegt dabei auf der Linie zwischen linker und rechter Vorderextremität, Ableitung II zwischen rechter Vorder – und linker Hinterextremität und Ableitung III zwischen linker Vorder – und Hinterextremität. Nun werden alle drei Ableitungen erstellt und die Amplitude der R – Zacke gemessen. Von dem Mittelpunkt der jeweiligen Dreiecksseite wird die Amplitudenhöhen als Vektor in Ableitungsrichtung eingezeichnet. Dadurch erhält man 3 Vektorbasen, die man miteinander verbindet und die sich im Mittelpunkt des Dreiecks schneiden und einen weiteren Schnittpunkt, wenn man die Spitzen der Vektoren miteinander verbindet. Verbindet man wiederum diese beiden Schnittpunkte, so erhält man den Vektor, wie er sich im EKG projiziert. Durch diesen Vektor kann man die elektrische Herzachse bestimmen. Vom Mittelpunkt des Dreiecks parallel zur Ableitung I befindet sich die 0° - Linie. Von ihr aus wird mit dem Uhrzeigersinn der Winkel zwischen 0° - Linie und dem Vektor ermittelt. Die ermittelte Gradzahl beschreibt die elektrische Herzachse. Beim Hund liegt sie physiologischerweise zwischen 40° und 100°.

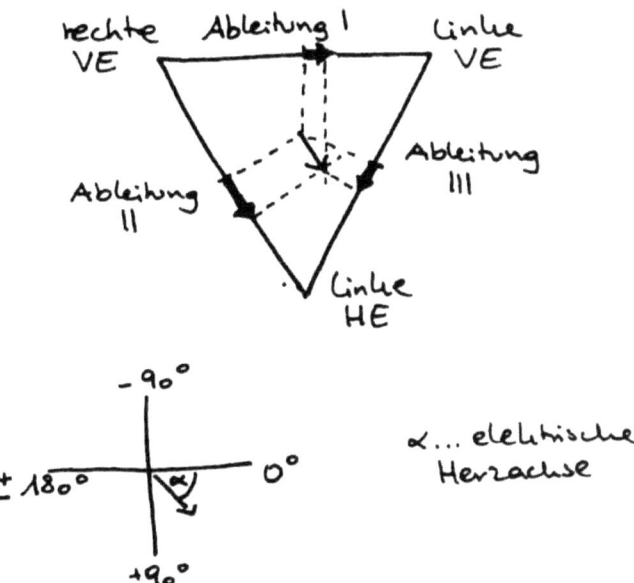

## 7. Vektorkardiographie (VKG)

Das Vektorkardiogramm ist ein diagnostisches Mittel, um den zeitlichen Verlauf der Potentialdifferenzen des Herzens räumlich darzustellen. Im Gegensatz zum EKG gibt das Vektorkardiogramm den räumlichen Verlauf der Spannungsänderungen bei der Depolarisation der Atrien und der Ventrikel und bei der Repolarisation der Ventrikel in Form von Vektorschleifen an.

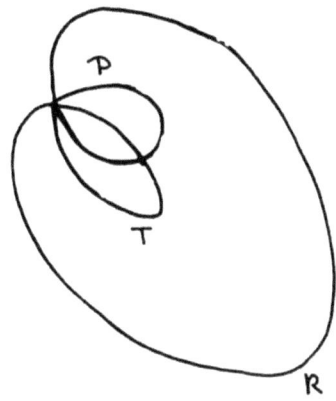

Die P- und R-Schleife stellen den räumlichen Verlauf der Spannungsvektoren der atrialen (P-Schleife) bzw. der ventrikulären (R-Schleife) Depolarisation dar, während die T-Schleife die Potentialdifferenz während der ventrikulären Repolarisation darstellt.

Da die Repolarisation ein Stoffwechselprozess ist, ist besonders die Form und Lage der T-Schleife bei einer Unterversorgung des Herzens durch Sauerstoffmangel beeinflusst.

## 8. Auskultation

In der Standarddiagnostik werden die Herzgeräusche, in der Regel mit einem Stethoskop, abgehört und beurteilt. Sie wird zuerst links, dann rechts über dem Herzstoß durchgeführt, geachtet wird auf Herztöne und Herzgeräusche, auf die Frequenz, den Rhythmus und die Betonung. Physiologische Geräusche werden als Herztöne, pathologische Geräusche als Herzgeräusche bezeichnet. Daher lautet der physiologische Befund: Frequenz/min, kräftig, regelmäßig, Herztöne gut abgesetzt, keine Herzgeräusche.

Es gibt sogenannte Puncta maxima, also Stellen, an denen man die Klappenbewegungen am besten beurteilen kann. Beim Pferd, Rind oder Schwein kann man beispielsweise auf der linken Seite die Bicuspidalklappe im 5. Intercostalraum, die Aortenklappe im 4. und die Pulmonalklappe im 3. Intercostalraum am besten beurteilen. Auf der rechten Seite befindet sich das Punctum maximum der Tricuspidalklappe im 4. Intercostalraum.

Die physiologisch vorkommenden Herztöne sind der 1. Herzton, der auch als systolischer Herzton bezeichnet wird und auf jeden Fall noch der 2. Herzton, der als diastolischer Herzton bezeichnet wird. Der erste Herzton besteht aus 3, nicht voneinander differenzierbaren, Bestandteilen. Das Vorsegment wird durch den

Druckanstieg in den Ventrikeln erzeugt, das Hauptsegment durch die Austreibungsphase und das Nachsegment durch die Schwingung des Gefäßbaumes. Der zweite Herzton entsteht durch den Schluss der Semilunarklappen. Dadurch ergibt sich, dass zwischen dem ersten und dem zweiten Herzton die Systole stattfindet, zwischen dem zweiten und dem nächsten ersten die Diastole.

Beim Pferd kommen physiologischerweise noch ein 3. und ein 4. Herzton vor. Der dritte Herzton entsteht durch die rasche Füllung der Ventrikel in der Diastole und ist daher knapp nach dem 2. Herzton hörbar, der 4. stammt von der Vorhofsystole und ist kurz vor dem 1. Herzton hörbar.

Wenn Herzgeräusche hörbar sind, unterscheidet man zwischen konstant und inkonstant, systolisch oder diastolisch und man stellt fest, wo das Punctum maximum ist. Man kann weiters exokardiale von endokaridalen Geräuschen unterscheiden. Exokardiale Geräusche sind Reibegeräusche, die durch Rauigkeiten des Herzbeutels entstehen können, beispielsweise durch Herzbeutelentzündungen (Perikarditis). Endokardiale Geräusche sind Geräusche, die direkt im Herzen durch Wirbelbildung im Blutstrom entstehen, die können organischer oder anorganischer Natur sein.

Organische Herzgeräusche entstehen durch pathologische Engstellen, entweder Defekte an den Herzklappen oder – weitaus seltener – an den Kammerwänden. Bei den Klappen unterscheidet man Stenosen, also Verengungen, von Insuffizienzen, fehlendem vollständigem Verschluss.

Anorganische Herzgeräusche sind inkonstant, meist systolisch und lassen sich in der Regel nicht gut lokalisieren. Sie entstehen durch Verminderung der Blutviskosität, beispielsweise durch Hydrämie oder Verminderung der Erythrocytenzahl.

Die meisten Herzgeräusche sind systolische Herzgeräusche, wie bei der Mitralklappeninsuffizienz, bei der ein Rückstrom von Blut von dem linken Ventrikel in das linke Atrium während der Systole erfolgt, die Aortenstenose, bei welcher der Ausgang in die Aorta zu eng ist und es dadurch zu turbulenten Strömungen kommt. Weitere Beispiele wären ein ventrikulärer Septumdefekt, bei der Blut von der linken in die rechte Herzkammer fließt, da der Druck im linken Ventrikel enddiastolisch höher ist als der im rechten, und der persistierende Ductus arteriosus, bei dem Blut von der Aorta in die Arteria pulmonalis strömt, wobei dieses Geräusch sowohl systolisch als diastolisch als Maschinengeräusch hörbar ist.

Diastolische Herzgeräusche kommen bei der Mitralisstenose, einem zu engen linken Ostium atrioventriculare und damit turbulenter Strömung in der Diastole, bei Aortenklappeninsuffizienz fließt in der Diastole Blut aus der Aorta zurück in den linken Ventrikel und bei der Pulmonalklappeninsuffizienz von der Arteria pulmonalis in den rechten Ventrikel.

## 9. Phonokardiographie (PKG)

Bei der Phonokardiografie werden die Schallerscheinungen des Herzens mit einem speziellen Mikrofon und einem Herzschallverstärker zeitgleich zum EKG geschrieben. Diese Messungen lassen genauere Rückschlüsse auf eine mögliche Herzerkrankung zu als die Erkenntnisse, die über die einfache Auskultation gewonnen werden.

Die Form des Phonokardiogramms wird folgendermaßen interpretiert, wobei das Elektrokardiogramm als biologische Zeitmarke die Zuordnung der Töne zur Herzaktion ermöglicht: Der erste Ton fällt in den Beginn der Systole. Die Hauptkomponente dieses Tons entsteht durch den Schluss der Mitralklappe und

Tricuspidalklappe. Der zweite Ton fällt etwa in den Beginn der Diastole und entspricht dem Schluss der Aortenklappe und Pulmonalklappe.

## 10. Perkussion

Die Perkussion sollte, wenn möglich, in einem mittelgroßen Raum und auf jeden Fall bei möglichst ruhigem Umfeld durchgeführt werden. Der Patient sollte gerade stehen und je nachdem welches Tier perkutiert werden soll, verwendet man die Finger – Finger – Perkussion oder die Plessimeter – Perkussionshammer – Perkussion. Es werden die Finger oder das Plessimeter auf den jeweiligen Intercostalraum gedrückt und 2 Mal entweder mit 2 Fingern oder mit dem Perkussionshammer dagegen geschlagen.

Da das Herz im Gegensatz zur Lunge nicht gasgefüllt ist, ergibt sich bei der Perkussion ein anderer, gedämpfter Schall in dem Bereich, wo das Herz liegt. Man spricht von der Herzdämpfung.

Der physiologische Befund lautet: Die Herzdämpfung ist nachweisbar. Beim Hund befindet sie sich links im 4. – 6. Intercostalraum und ist je nach Rasse und Größe 1 – 4 Finger breit, rechts sollte sie im 4. – 5. Intercostalraum nachweisbar sein und 1 – 2 Finger breit sein.

Pathologische Befunde wären geringgradig, mittelgradig oder hochgradig vergrößert, verkleinert oder schlicht nicht nachweisbar.

## 11. Palpation des Herzstoßes

Die Palpation des Herzstoßes beschreibt das Abtasten des Herzspitzenstoßes, der physiologisch links oder beiderseits fühlbar ist. Bei pathologischen Vorkommnissen ist er entweder verstärkt oder nur schwach fühlbar bis unfühlbar.

Der Herzstoß, beim Großtier, oder Herzspitzenstoß, beim Kleintier, entsteht durch das Anschlagen des Ventrikels bzw. der Herzspitze an die Thoraxwand während der Systole. Fühlbar ist er am caudalen Ende der Herzdämpfung und zwar auf der linken Seite. Nur bei Tieren mit sehr schmaler Brust kann man ihn auch abgeschwächt rechts fühlen.

## 12. Arrhythmien

Fehlfunktionen im Erregungsleitungssystem können zu Fehlern im Herzrhythmus führen, also zu Arrhythmien. Kardiale Arrhythmien können durch Störungen in der Bildung von Aktionspotentialen oder in der Weiterleitung der Erregung hervorgerufen werden, wie beispielsweise einem Sinusknotenstillstand, dem sogenannten Sick Sinus Syndrom oder einer verzögerten Erregungsbildung im Sinusknoten. Beides hat eine sehr langsame Herzfrequenz zur Folge, eine sogenannte Bradykardie.

Bei Störungen der Überleitung können Erregungen im Leitungssystem, beispielsweise im AV – Knoten, im His – Bündel, in den Tawara – Schenkeln oder in den Purkinjefasern, nicht adäquat weitergeleitet werden, man spricht von einem Herzblock. Diese Phänomene kann man im EKG ablesen und man unterscheidet mehrere Arten. Beim Sinuatrialen Block schlägt das Herz im Rhythmus des AV – Knotens. Er entsteht durch eine Störung des Sinusknotens oder der Überleitung der Sinusknotenerregung. Die Ursachen hierfür können das bereits erwähnte Sick Sinus Syndrom sein, es kommen aber auch beispielsweise Überdosierungen von Digitalisglykosiden in Frage. Ein intraaurikulärer Block bezeichnet eine Unterbrechung der Erregungsweiterleitung im Vorhof, die wie eine höhergradige AV – Blockierung zu einer Synkope, also Kreislaufkollaps, führen kann.

Der AV – Block lässt sich in mehrere Grade unterteilen und ist ein häufiger Grund von Herzarrhythmien. Wenn die Überleitung über den AV – Knoten zu den Ventrikeln nicht mehr funktioniert, schlagen die Atrien im Rhythmus, den der Sinus – Knoten vorgibt, während die Ventrikel im Rhythmus des AV – Knotens oder eines anderen Hilfsschrittmachers schlagen. Hierbei ist die Frequenz deutlich niedriger und unabhängig vom Sinus – Knoten – Rhythmus.

Ein AV – Block 1. Grades zeichnet sich durch eine verlängerte Überleitungszeit der Erregung von den Atrien zum Ventrikelmyocard aus. Im EKG wird daher das PQ – Segment verlängert.

Beim AV – Block 2. Grades, auch partieller oder inklompletter AV – Block, werden Erregungen am Atrium teilweise nicht zum Ventrikel weitergeleitet, dadurch sieht man im EKG gelegentlich P – Zacken ohne folgenden QRS – Komplex. Bei manchen Pferden kann man einen AV – Block 2. Grades in Ruhe feststellen, der dann bei Anstrengung im Belastungs – EKG verschwindet. Man kann den AV – Block 2. Grades in 2 unterschiedliche Typen teilen. Typ Mobitz I (Wenckebach-Block) zeichnet sich durch ein immer breiter werdendes PQ – Intervall aus, bis ein QRS Komplex ausfällt. Danach beginnen die PQ – Intervalle wieder eng und verbreitern sich bei jedem Schlag. Dieser Typ weißt auf eine Problematik auf Höhe des AV – Knotens hin. Typ Mobitz II hat einen konstanten PQ – Intervall und die QRS – Komplexe fehlen in regelmäßigen Abständen, beispielsweise bei jedem 3. oder 4. Schlag. Dieser Typ weißt auf eine Problematik distal des AV – Knotens hin und hat eine schlechtere Prognose als Typ I.

Beim AV – Block 3. Grades, auch totaler oder kompletter AV – Block, ist die Überleitung von den Atrien zu den Ventrikeln komplett unterbrochen. Daher kontrahieren sich Atrien völlig unabhängig von den Ventrikeln, welche einen viel langsameren Rhythmus aufweisen.

Ein AV – Block kann verschiedenste Ursachen haben, Beispiele wären die Einwirkung von Toxinen, viralen oder bakteriellen Infektionen, Ischämie, angeborene Herzdefekte oder Fibrosen.

Eine weitere Möglichkeit ist der Schenkelblock, bei dem einer der Tawara – Schenkel nicht mehr weiterleitet. Dementsprechend unterscheidet man einen Linksschenkelblock von einem Rechtsschenkelblock. Im EGK kommt es zur Verbreiterung und Vergrößerung des QRS – Komplexes, da die nicht versorgte Kammer über das Myocard der anderen Kammer mitversorgt werden muss. Dadurch sieht der Schenkelblock aus, wie eine ventrikuläre Extrasystole der jeweils anderen Seite, mit dem Unterschied, dass es keine normalen QRS – Komplexe gibt und dass vor jedem bizarren QRS – Komplex eine P – Welle steht. Ein Linksschenkelblock – vor allem vor der Aufzweigung der linken Tawara-Schenkel – führt dazu, dass die gesamte Erregung für die linke Kammer durch die Weiterleitung aus der rechten Kammer entsteht und dadurch sieht es genauso aus, als würde ein ektopes Zentrum in der rechten Kammer die Erregung starten. Das gleiche nur umgekehrt findet beim Rechtsschenkelblock statt. Hier wird die Erregung von der linken Kammer auf die rechte Kammer weitergeleitet, was genauso aussieht wie eine linksventrikuläre Extrasystole. Der Unterschied zu den Extrasystolen besteht in der vorhandenen P – Welle und darin, dass es keinen einzigen normalen QRS – Komplex geben kann, wenn die Reizweiterleitung an einer Stelle unterbrochen ist.

Der normale Rhythmus der Herzfrequenz kann auch durch Extrasystolen verändert werden. Diese treten auf, wenn durch spontane Erregung des Myocards, welches normalerweise nicht autonom Aktionspotentiale generieren kann, das Ventrikelmyocard kontrahiert. Diese Erregung wird als ektop beschrieben, sie entsteht an einer atypischen Stelle. Je nach Lage des ektopen Erregungsortes kann man zwischen supraventrikulären und ventrikulären Extrasystolen unterscheiden.

Bei supraventrikulären Extrasystolen liegt der Ursprungsort der Erregung oberhalb der Bifurkation des His – Bündels. Im EKG ist dann der Abstand der letzten normalen P – Welle zur P – Welle der Extrasystole kürzer als dies normalerweise der Fall wäre, das nachfolgende dafür länger, da durch die Repolarisation oft eine kompensatorische Pause entsteht. QRS sind jedoch normal geformt, da die Reizweiterleitung ab dem AV – Knoten oder His – Bündel normal stattfindet.

Bei ventrikulären Extrasystolen befindet sich der ektope Erregungsort unterhalb der Bifurkation des His – Bündels und die räumliche Ausbreitung hängt vom Ort der Erregungsentstehung ab. Sie kann beispielsweise auch retrograd vom Ventrikelmyocard zum Vorhofmyocard verlaufen, wobei dies selten der Fall ist, weil das Myocard dort oft refraktär ist. Im EKG kann man in der Regel einen verbreiterten und vergrößerten, also bizarren QRS – Komplex feststellen, eventuell auch negative T – und P – Wellen.

Man kann einerseits zwischen monomorph und polymorph. Monomorphe Extrasystolen stammen immer vom selben ektopen Zentrum, während polymorphe Extrasystolen für mehrere autonom agierende Bereiche sprechen. Wenn die Extrasystolen aus dem linken Ventrikel stammen (lVES = linksventrikuläre Extrasystole), dann ist der QRS – Komplex zuerst negativ (und bizarr), wenn es sich um eine Extrasystole aus dem rechten Ventrikel handelt (rVES = rechtsventrikuläre Extrasystole) ist der Ausschlag des bizarren QRS – Komplexes zuerst positiv.

Des Weiteren kann man verschiedene Rhythmustypen unterscheiden. Unter einem Bigeminus versteht man den Wechsel zwischen normalen Systolen und ventrikulären Extrasystolen (normal – VES – normal – VES – etc). Als Trigeminus bezeichnet man den Wechsel von einer normalen Systole, auf die zwei ventrikulären Extrasystolen folgen (normal – VES – VES – normal – VES – VES – normal - etc). Wenn 2 VES aufeinander folgen, aber keine Regelmäßigkeit, wie beim Trigeminus vorliegt, nennt man die Extrasystolen ein Couplet. Wenn 3 ventrikuläre Extrasystolen hintereinander kommen, spricht man von einem Triplet und wenn mehr als 3 ventrikuläre Extrasystolen vorkommen, ohne von normalen QRS – Komplexen unterbrochen zu werden, nennt man es eine Salve.

Wenn der Grundrhythmus sehr langsam ist, wird die Extrasystole ihn nicht stören, weil sie zwischen zwei normale Sinusknotenaktivierungen fällt. Damit wird sie als interponierte Extrasystole bezeichnet. Ist der Grundrhythmus jedoch schneller, folgt auf die Extrasystole eine kompensatorische Pause, weil die Erregung, welche vom Sinusknoten ausgeht, auf refraktäres Myocard trifft. Somit folgt nach 2 Erregungen kurz hintereinander eine längere Pause bis zur nächsten normalen Erregung.

Als kardiale Tachyarrhythmien bezeichnet man besonders hohe atriale oder ventrikuläre Frequenzen, welche durch abnorme Aktionspotentialbildung, durch sogenannte ektope Schrittmacher, oder abnorme Aktionspotentialleitung zustande kommen, wie bei der Wiedereintrittstachykardie. Im Prinzip also eine sehr schnelle Abfolge von Extrasystolen und man unterscheidet supraventrikuläre Tachykardien von ventrikulären Tachykardien.

Zu den supraventrikulären Tachykardien gehören beispielsweise die Sinustachykardie oder die Verbindungstachykardie. Bei der Sinustachykardie kommt es zur Beschleunigung des Herzschlags, in der Regel als Reaktion auf äußere Einflüsse. Physiologisch ist eine Sinustachykardie im juvenilen Alter, bei körperlicher Belastung oder psychischer Erregung. Sie kann jedoch auch pathologisch im Rahmen körperlicher Erkrankungen, wie einer Überfunktion der

Schilddrüse, einer Herzmuskelentzündung, bei Fieber oder nach übermäßiger Einnahme von beispielsweise Nikotin oder Koffein vorkommen.

Die Verbindungstachykardie ist ein äußerst seltenes Phänomen, bei der der Sinusknoten seine Erregungen normal aussendet, es zusätzlich jedoch auch zur ektope Erregungsbildung im AV – Knoten oder His – Bündel kommt. Im EKG kann man eine Tachykardie mit normalen QRS – Komplexen und P – Wellen sehen, jedoch scheinen die meisten davon nicht in Verbindung zueinander zu stehen. Man spricht von einer artrioventrikulären Dissoziation.

Des Weiteren zählen atriales Flimmern und Flattern zu den supraventrikulären Tachykardien. Bei beiden werden benachbarte Myocardareale nicht mehr synchron erregt. Vorhofflattern wird durch eine in der Atriummuskulatur kreisende Erregung hervorgerufen, die jedoch auf die Kammern nicht übergreift, da der AV – Knoten als Frequenzsieb fungiert, da eine gewisse Anzahl der kreisenden Erregungen in der Refraktärperiode des AV – Knotens ankommen. Die Erregungen werden dann im Verhältnis 2:1 bis 4:1 auf die Ventrikel übergeleitet.

Beim Vorhofflimmern herrscht Chaos in den Vorhöfen, die elektrische Erregungsbildung läuft völlig unkoordiniert und es entsteht, wenn Vorhofflattern so schnell wird, dass die Synchronisation verloren geht. Aktionspotentiale treten ständig auf, die Atrien scheinen zu zittern, die Schlagfrequenz liegt bei über 350 pro Minute, es erfolgt jedoch keine koordinierte Kontraktion, wodurch kein Blut durch die Atrien gepumpt wird, sondern es nur passiv hindurchströmt. Die Überleitung auf die Kammer nur unregelmäßig, da das Erregungsleitungssystem als Frequenzsieb fungiert. Atriales Flimmern ist in der Regel nicht lebensbedrohlich, kann aber folgenschwere Auswirkungen haben, da durch den relativ schwachen Blutfluss die Bildung von Thromben begünstigt wird, die dann verschleppt werden können und zu Thromboembolien führen können.

Bei ventrikulären Tachykardien erhöht sich die Herzfrequenz infolge einer Störung im Ventrikel. Besonders ernste Formen sind Kammerflattern und -flimmern. Beim ventrikulären Flattern schlägt das Herz in der Regel zwischen 200 und 300 Mal pro Minute, wodurch die Ventrikel nicht genug Zeit haben, um sich ausreichend mit Blut zu füllen. Folglich wird zu wenig Blut in den Kreislauf gepumpt und der Patient zeigt häufig Bewusstlosigkeit.

Bei Kammerflimmern kommt es zu rasend schnellem aufeinanderfolgenden, unregelmäßigen Zucken der Ventrikel, wodurch jede Region zufällig kontrahiert und keine geordnete Pumpbewegung mehr ausgeführt wird. Dies führt zu Kreislaufstillstand und ohne sofortige Maßnahmen zum plötzlichen Herztod.

Der grundlegende Mechanismus und gleichzeitig die langsame Form von Flimmern und Flattern ist die Wiedereintritts - Tachyarrhythmie bei der eine Myocardregion die Aktionspotentiale stark verlangsamt und unidirektional weiterleitet. Dadurch kann ein Aktionspotential, welches durch dieses Gewebe geleitet wurde, auf normales Gewebe am Ende seiner Refraktärzeit treffen und dort wieder ein Aktionspotential auslösen, welches sich über die Kammer ausbreitet. Wenn dieses Aktionspotential wieder in die abnorme Region eintritt, kann es dort wieder derart verzögert geleitet werden, dass es anschließend auf repolarisiertes normales Myocard trifft. Dadurch vollführt das Aktionspotential eine Kreisbewegung, die man als Wiedereintritts - Tachyarrhythmie bezeichnet.

## 13. Vergleich zwischen Skelett – und Herzmuskel

Die Skelettmuskulatur benötigt die Stimulation durch Aktionspotentiale von Motoneuronen, um eine Kontraktion auszulösen. Dabei wird Acetylcholin als Transmitter freigesetzt, welches an nicotinerge Rezeptoren bindet und somit die Öffnung von ligandengesteuerten $Na^+$ - Kanälen bewirkt. Das hat eine

Depolarisation der Muskelmembran durch den Natriumeinstrom zur Folge. Dabei muss ein Schwellenpotential erreicht werden, damit sich ein Aktionspotential auslösen lässt. Aktionspotentiale, die in der Muskelzelle gebildet werden, bleiben auch dort. Sie pflanzen sich zwar über die gesamte Membran fort, springen aber nicht auf benachbarte Muskelzellen über.

Herzmuskelzellen benötigen nicht das Input eines vegetativen Neurons, um Aktionspotentiale zu bilden, somit ist dafür auch kein Transmitter notwendig, damit das Herz schlägt. Das bedeutet auch, dass ein vom Körper isoliertes Herz trotzdem schlagen kann, solange es genügend gut mit Sauerstoff und Nährstoffen versorgt wird. Die Auslösung von Aktionspotentialen erfolgt über spontane Öffnung der $Na^+$ - Kanäle von Schrittmacherzellen, bei gleichzeitigem Schluss der $K^+$ - Kanäle. Dadurch depolarisiert sich die Zelle bis zum Schwellenpotential und kann so ein Aktionspotential ausbilden, welches sich dann über die gesamte Muskulatur ausbreitet.

Das $Ca^{2+}$ für die Kontraktion der Skelettmuskulatur stammt größtenteils aus dem Sarkoplasmatischen Retikulum, es gibt nicht, wie beim Herzen, langsame $Ca^{2+}$ - Kanäle. Calcium bindet im Sarkoplasma an Troponin, wodurch die Myosinbindungsstelle am Aktin frei wird und der Querbrückenzyklus ablaufen kann. Durch wiederholte Brückenbildung zwischen Aktin und Myosin wird eine Kontraktion erzeugt, die in einer Muskelzuckung resultiert. Durch die Wiederaufnahme von $Ca^{2+}$ ins Sarkoplasmatische Retikulum wird die Bindungsstelle wieder von Troponin verlegt und der Muskel erschlafft.

Im Herzmuskel werden während des Aktionspotentials langsame $Ca^{2+}$ - Kanäle geöffnet, wodurch langsam Calcium einsickern kann. Es stammt, wie auch beim Muskel, sowohl vom extrazellulären Raum als auch aus dem Sarkoplasmatischen Retikulum, allerdings ist dieses beim Herzmuskel nicht ganz so gut ausgebildet, wie beim quergestreiften Muskel. Sobald es frei in der Muskelzelle ist, bindet $Ca^{2+}$ an Troponin und macht somit ebenfalls die Myosinbindungsstelle von Aktin frei. Der Querbrückenzyklus kann ablaufen, bei dem es wiederholt zur Brückenbildung zwischen Aktin und Myosin kommt. Nachdem nicht nur eine Muskelzelle, sondern alle kontrahieren, entsteht daraus die Systole. Das $Ca^{2+}$ wird im Endeffekt wieder ins Sarkoplasmatische Retikulum oder in den Extrazellularraum gepumpt und das Herz erschlafft.

Durch steigende Reizfrequenz lassen sich die Einzelzuckungen im Skelettmuskel überlagern und bei sehr hoher Frequenz lässt er sich zum Tetanus anregen. Des Weiteren reagiert der Skelettmuskel auf eine erhöhte Reizstärke mit erhöhter Kontraktionsstärke.

Der Herzmuskel hingegen bleibt trotz steigender Reizfrequenz dabei einzelne Kontraktionen durchzuführen und ist nicht tetanisierbar und trotz steigender Reizstärke bleiben die Kontraktionen gleich stark. Letzteres wird als das Alles – oder – Nichts – Gesetz des Herzens bezeichnet.

# Kreislauf

Der Kreislauf kann in einen großen Kreislauf und in einen kleinen Kreislauf unterteilt werden. Der große dient der Versorgung der Organe inklusive des Herzens mit $O_2$, Nährstoffen, Hormonen, Abwehrzellen, Immunglobulinen, Wärme, etc. und dem Abtransport von $CO_2$, Stoffwechselendprodukten, Wärme, etc. Der kleine hingegen versorgt nur die Lunge und reichert dort das Blut mit $O_2$ an, während $CO_2$ an die Ausatemluft abgegeben wird. Die Durchblutung der Gewebe ist essentiell für die Aufrechterhaltung des Stoffwechsels und somit der Erfüllung der jeweiligen Funktion, da Zellen auf ein möglichst konstantes Milieu, das Milieu interieur, angewiesen sind. Des Weiteren ist der Blutstrom die Voraussetzung für die Immunantwort und somit die Abwehr von Pathogenen und für die Regulation der Körperwärme.

Im Lungenkreislauf fließt das Blut:

   rechter Ventrikel

   Pulmonalarterie

   Lungenarteriolen

   Lungenkapillaren

   Lungenvenolen

   Pulmonalvenen

   linkes Atrium

Im Körperkreislauf fließt es:

   linker Ventrikel

   Aorta

   Körper (Arterien, Arteriolen, Kapillaren, Venolen, Venen)

   V. cava cranialis & caudalis

   rechtes Atrium

Über die Arterien gelangt sauerstoffreiches & nährstoffreiches Blut in den Körperkreislauf, verteilt sich zu den Organen und fließt dann über die Venen sauerstoff – und nährstoffarm wieder zurück. Ein Teil der Gewebsflüssigkeit wird von dem Lymphgefäßsystem aufgenommen und über den Ductus thoracicus wieder ins Blut geleitet. Durch den Blutfluss werden der Stoffwechsel der Zellen und damit die Gewebefunktionen aufrechterhalten, wobei die Durchblutung vor allem in der Niere und im Gehirn konstant sein muss.

Ansonsten wird die Durchblutung an die jeweils herrschende Anforderung sehr schnell angepasst, beispielsweise nimmt bei Arbeit die Durchblutung der Muskulatur und der Haut stark zu. Dabei ist es wichtig, trotz der Mehrdurchblutung bestimmter Organe, die konstant zu durchblutenden, nämlich Niere und Gehirn, nicht zu vernachlässigen. Daraus ergibt sich, dass andere Organe weniger durchblutet werden müssen und der Blutstrom nur umverteilt wird.

25 % des Blutvolumens befindet sich im Lungenkreislauf, 75 % im Körperkreislauf. Diese beiden Kreisläufe sind in Serie geschalten. Die Verteilung innerhalb des Körperkreislaufs erfolgt in parallel geschalteten Kreisläufen. In Ruhe gelangen etwa 5 % in die Koronararterien um das Herz zu versorgen, 30 % in den Gastrointestinaltrakt, 20 % in die Nieren, 15 % ins Zentralnervensystem und 20 % in die Skelettmuskulatur. Vom rechten Herzen fließt 100 % des gepumpten Volumens in den Lungenkreislauf.

1. Blutgefäße

Die Blutgefäße verästeln sich immer mehr, je näher sie ihrem Versorgungsgebiet kommen. Dabei erhöht sich der Gesamtquerschnitt von ursprünglich nur der Aorta bis zu den Kapillaren um den Faktor 750, wodurch die Strömungsgeschwindigkeit stark herabgesetzt wird, von 40 auf 0,04 cm/s. Von den Kapillaren zu den

Hohlvenen nimmt der Gesamtquerschnitt wieder ab und damit die Strömungsgeschwindigkeit zu, allerdings nur bis auf 10 – 18 cm/s. Die Druckverhältnisse in den Gefäßen ändern sich ebenfalls stark im Verlauf des Körperkreislaufs.

Vom Herzen wird pulsatil Blut ausgestoßen, wodurch eine Druckwelle entsteht, die im arteriellen System geglättet wird, indem sich die Gefäße in der Systole ausdehnen und in der Diastole wieder kontrahieren. Dadurch wird das arterielle System zum Hochdrucksystem, in welchem sich 25 % des Blutvolumens des Körperkreislaufs befindet und das für den schnellen Transport und die Verteilung des Blutes im Körper sorgt.

In den Kapillaren können die Arteriolen durch Veränderung ihres Lumens den Blutfluss regulieren und somit den Blutzufluss zu den Organen regeln. Außerdem kann durch die Veränderung der Durchblutung auch der hydrostatische Druck in den Kapillargebieten und somit die Filtration ins umliegende Gewebe reguliert werden. Hier befinden sich 5 % des Blutes des Körperkreislaufs. In den Kapillaren selbst erfolgt dann der Austausch von Gasen, gelösten Stoffen und natürlich Flüssigkeit. Dadurch werden die Kapillaren auch „Austauschgefäße" genannt.

Das venöse System beinhaltet die restlichen 70 % des Blutes, das sich im Körperkreislauf befindet und bildet das Niederdrucksystem. Hier kann das Blut in sogenannten Kapazitätsgefäßen gespeichert und bei Bedarf „freigesetzt" werden, um die Durchblutung der Organe raufzufahren. Es ist somit der wichtigste Blutspeicher des Körpers.

Sämtliche Gefäße sind mit Endothel ausgekleidet, die kleinsten Gefäße – die Kapillaren – bestehen sogar nur aus Endothel und Basalmembran. Viele Gefäße, vor allem Arteriolen, haben in ihrer Wand glatte Muskulatur, um den Gefäßwiderstand und damit den Blutdruck zu regulieren. In den mittleren und großen Arterien, allen voran in der Aorta, finden sich viele elastische Fasern in der Media und Adventitia, was, neben kollagenen Fasern und der Anordnung der glatten Muskelzellen, wichtig für die Dehnbarkeit der Gefäße ist. Dabei sind Arterien weniger dehnbar, je weiter sie vom Herzen entfernt sind. Venen sind generell jedoch dehnbarer als Arterien.

Wie weit ein Gefäß gedehnt ist, wird von seiner Dehnbarkeit und dem transmuralen Druck bestimmt. Dieser errechnet sich aus dem intravasalen Druck abzüglich des extravasalen Drucks. Der extravasale Druck entspricht dem Gewebedruck und ist vor allem im Herzen und im Skelettmuskel groß. Bei der Systole oder der Kontraktion der Muskulatur nimmt daher der Gefäßdurchmesser ab, es kann sogar zum Gefäßkollaps kommen.

## 2. Arterien

Die Arterien bilden das Hochdrucksystem des Blutkreislaufs. Sie nehmen die vom Herzen pulsatil ausgestoßenen Druckwellen auf und glätten sie durch die sogenannte Windkesselfunktion.

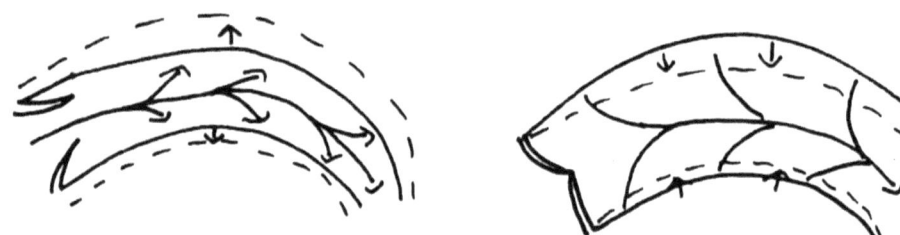

In der Systole stößt das Herz Blut aus, wodurch es durch den Druck lokal zur Dehnung der Gefäßwand kommt. Dabei wird kinetische Energie in potentielle Energie umgewandelt. In der Diastole wird kein Druck mehr vom Herzen ausgeübt, dadurch ziehen sich die Arterien wieder zusammen und wandeln die potentielle Energie wieder in kinetische um. So sorgen sie für einen konstanten Blutfluss und dämpfen dabei Druck und Geschwindigkeit der vom Herzen kommenden Blutsäule ab. Dieser Effekt ist vor allem bei der Aorta gut zu beobachten.

Die Druckwelle in der Arterienwand läuft als Pulswelle bis in die Peripherie und wird als Druckpuls bezeichnet. Die Ausbreitungsgeschwindigkeit nimmt dabei zu, von 5 auf 30 m/s, da die Elastizität der Gefäße mit der Entfernung zum Herzen abnimmt. Dadurch ergibt sich eine charakteristische Pulsation, da auch das Druckmaximum und die Amplitudenhöhe mit zunehmender Entfernung zum Herzen zunehmen. Auch im Alter lässt die Elastizität der Gefäßwände nach, wodurch weniger kinetische Energie gespeichert wird und Amplitude und Geschwindigkeit zusätzlich noch zunehmen.

Bei herznahen Gefäßen ergibt sich eine Inzisur, ein Einbruch im Druckpuls, da es knapp vor dem Schluss der Aortenklappen zu einem kurzen Rückstrom in den Ventrikel kommt. Die Pulswellengeschwindigkeit ist dabei nicht mit der langsameren Strömungsgeschwindigkeit des Blutes gleichzusetzen.

## 3. Blutdruck

Der systemische arterielle Blutdruck schwankt während der Herzaktion und wird daher in einen systolischen und einen diastolischen Druck unterteilt. Der maximale gemessene Druck bei Haussäugern entspricht dem systolischen und liegt zwischen 120 und 140 mmHg, der minimale dem diastolischen Blutdruck und beträgt etwa 80 – 95 mmHg. Die Differenz der beiden ergibt die Blutdruckamplitude. Der mittlere arterielle Blutdruck ist dabei aber nicht der Mittelwert, sondern errechnet sich aus dem Integral der Pulsdruckkurve. Der mittlere Blutdruck, zwischen 95 und 107 mmHg, bei Vögeln deutlich höher mit 160 – 190 mmHg, sinkt in den Arterien kaum ab, da sie nur wenig Widerstand leisten, jedoch dafür stark in den Arteriolen. Zu Beginn der Kapillaren liegt er bei etwa 35 mmHg und sinkt dann dort auf etwa 15 mmHg. Bei der Rückkehr zum Herzen liegt er bei 0 mmHg. Die treibende Kraft des Blutflusses wird als hydrodynamischer Druck bezeichnet und beträgt ca 100 mmHg. Er berechnet sich aus dem Druckunterschied zwischen der Aorta und dem Blut, welches zum Herzen zurückkehrt.

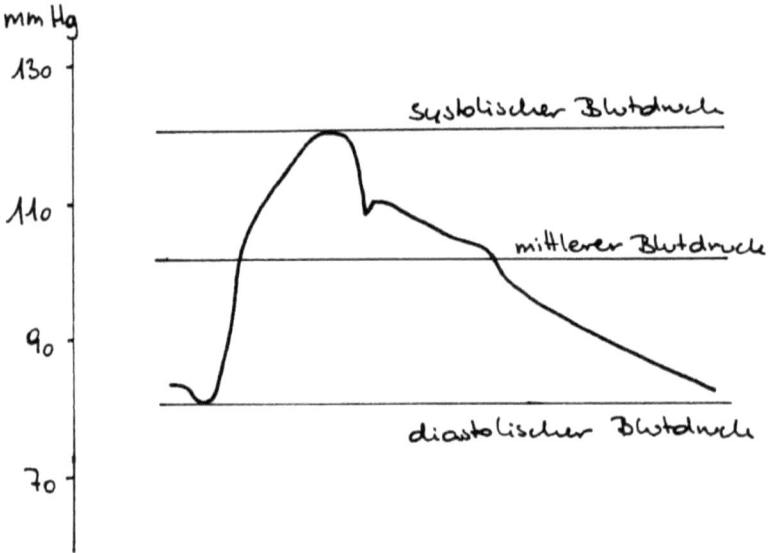

Die Blutdruckamplitude kann beispielsweise erhöht sein bei reduzierter Gefäßelastizität oder Aortenklappeninsuffizienz und vermindert bei Aortenklappenstenose.

Der systolische Blutdruck unserer Haussäugetiere liegt bei 120 – 140 mmHg, im Vergleich dazu bei den Kleinnagern bei 100 – 110 und bei den Vögeln zwischen 175 und 250. Der diastolische Blutdruck der Haussäuger beträgt 80 – 95 mmHg, bei Kleinnagern 60 – 70 und bei Vögeln 145 – 170. Daraus ergibt sich ein mittlerer Blutdruck von 95 – 107 bei den Haussäugern, 80 – 90 bei Kleinnagern und 160 – 190 bei Vögeln.

Im Lungenkreislauf ist der arterielle Blutdruck weitaus geringer als im Körperkreislauf. Der systolische Blutdruck in der Arteria pulmonalis liegt bei 20 –

40 mmHg, während der diastolische bei 10 – 20 mmHg liegt. Generell ist er auch bei Rindern, Pferden und Schweinen höher als bei kleinen Wiederkäuern, Hunden und Katzen. Da der Widerstand der Lungengefäße sehr gering ist und sich auch nicht durch Kontraktion der Arteriolen bei vermehrtem Durchfluss erhöht, ergibt sich bei großem Herzminutenvolumen eine hohe Fließgeschwindigkeit und daher eine kurze Kontaktzeit des Blutes mit den Alveolen.

3.1. Blutdruckmessung

Für die Blutdruckmessung gibt es mehrere Möglichkeiten und man kann zwischen direkter und indirekter Messung unterscheiden. Direkt bedeutet, dass ein invasives Verfahren verwendet wird, es wird ein Messfühler über einen arteriellen Zugang direkt in die Arterie eingebracht und der systolische und diastolische Druck gemessen. Es hat den Vorteil, dass es sehr genau ist.

Bei der indirekten Blutdruckmessung gibt es wieder mehrere Methoden, je nachdem welche Hilfsmittel zum Einsatz kommen, auf jeden Fall benötigt man jedoch eine aufblasbare Manschette. Für die auskultatorische Methode nach Korotkoff benötigt man ein Stethoskop, für die palpatorische Methode nach Riva – Rocci wird der Puls gefühlt, bei der oszillometrischen Methode erfasst die Manschette selbst Druckschwankungen und für die Ultraschall – Blutdruckmessung ist ein Ultraschallsensor mit Lautsprecher notwendig.

Bei der auskultatorischen Messung nach Korotkoff wird um den Oberarm eine Manschette aufgeblasen, bis der Manschettendruck über dem erwarteten systolischen Druck liegt und dann langsam abgelassen. Wenn sich der Manschettendruck unter dem systolischen, aber noch über dem diastolischen Druck befindet, kann man bei der Auskultation der Arterie distal der Manschette typische Geräusche feststellen, die sogenannten Korotkoff – Geräusche. Sie entstehen durch Strömungsturbulenzen, die entstehen, wenn der systolische Druck die Kompression des Gefäßes kurz aufhebt und Blut hindurchfließen kann. Zu dem Zeitpunkt, an dem man das Geräusch zum ersten Mal hört, kann man den systolischen Blutdruck am Manometer ablesen. Durch den weiter abnehmenden Manschettendruck werden auch die darunterliegenden Gefäße weniger stark komprimiert, wodurch zuerst die Geräusche lauter, dann dumpfer und leiser werden, bis sie verschwinden. Das Verschwinden bedeutet, dass nun Blut wieder laminar durch das komprimierte Gefäß strömen kann und keine Turbulenzen mehr entstehen. An dem Zeitpunkt, an dem die Korotkoff – Geräusche verschwinden, kann man den diastolischen Blutdruck ablesen.

Bei der palpatorischen Methode nach Riva – Rocci wird die Manschette ebenfalls aufgepumpt, bis kein Blut mehr durch die darunterliegende Arterie fließt und dann langsam abgelassen, bis ein Puls fühlbar ist. Dieser Manschettendruck entspricht dem systolischen Blutdruck. Wenn der Puls wieder vollständig fühlbar ist, hat der Druck der Manschette den diastolischen Blutdruck erreicht.

Bei der oszillometrischen Methode wird der Blutdruck automatisch gemessen, es werden auch hier keine akustischen, sondern Schwingungen, also mechanische Signale, erfasst. Die Manschette wird aufgepumpt, bis die darunterliegende Arterie vollständig komprimiert ist und wird dann abgelassen. Durch den wiedereinsetzenden arteriellen Puls wird die Gefäßwand in Schwingung versetzt, welche sich durch das Gewebe auch auf die Manschette überträgt. Die Schwingungen werden zuerst mit abnehmendem Manschettendruck größer und nehmen anschließend ab. Gemessen wird der mittlere Blutdruck, welcher die größten Oszillationen auslöst. Durch ihn können der systolische und diastolische Wert errechnet werden.

Auch beim Doppler – Ultraschall wird die Ultraschallsonde direkt über der Arterie angebracht, die Manschette aufgeblasen und anschließend der Druck langsam wieder abgelassen. Wenn die Arterie komplett komprimiert ist, kann kein Blut fließen und es entsteht kein Signal. Sobald der Manschettendruck unter den systolischen Blutdruck fällt, kann Blut fließen und ein Signal ist über den Lautsprecher des Ultraschallsensors hörbar. Zu diesem Zeitpunkt wird der Druck am Manometer der Manschette abgelesen und kann als systolischer Blutdruck angenommen werden.

### 3.2. Blutdruckschwankungen

Blutdruckschwankungen treten im Verlauf des Herzzyklus charakteristischerweise zwischen dem systolischen Maximum und dem diastolischen Minimum periodisch auf und werden als Blutdruckschwankungen 1. Ordnung bezeichnet.

Blutdruckschwankungen 2. Ordnung werden durch die Atmung verursacht und sind deshalb synchron zur Atmung. Während der Inspiration wird der Druck im Thorax reduziert, wodurch das Blut vermehrt aus den vom Abdomen kommenden Venen in das rechte Atrium und den rechten Ventrikel gesaugt wird, dagegen reduziert sich die Füllung des linken Herzens, da das Blut durch den verminderten Druck eher in den Lungen zurückgehalten wird. Folglich wird durch den Frank – Starling – Mechanismus das Schlagvolumen des rechten Herzens mehr und der Blutdruck in der Arteria pulmonalis steigt, während das des linken Herzens sinkt und der Blutdruck der Aorta sinkt. Bei der Exspiration kehrt sich die Situation um: Der Druck im Thorax steigt an, dadurch wird das Blut aus den Lungengefäßen in das linke Atrium „gepresst". Folglich ist die Füllung des linken Ventrikels größer und das Auswurfvolumen durch den Frank – Starling – Mechanismus ebenfalls erhöht. Aus diesem Grund steigt der Blutdruck in der Aorta an. Dagegen wird nicht mehr so viel Blut ins rechte Herz transportiert und das Schlagvolumen sinkt.

Von einer Blutdruckschwankung 3. Ordnung spricht man, wenn sie durch vegetative Tonusveränderungen entsteht. Diese Schwankungen treten in Abständen von 20 bis 30 Sekunden auf und werden über die Feedbackschleifen der kurzfristigen Blutdruckregulation durch den Sympathicus und den Parasympathicus vermittelt. Da dieses System erst über Feedbackschleifen reguliert werden muss, kommt es zu einer gewissen zeitlichen Verzögerung und somit zu einer „schaukelnden" Anpassung.

Bei Belastung steigt der systolische Blutdruck, während der diastolische Druck sich nicht sonderlich von den Ruhewerten unterscheidet, da es zur starken Vasodilatation in der Muskulatur kommt. Er kann sich jedoch bei zunehmender Ermüdung und Thermoregulation sogar noch verringern, da es hierbei nochmals eine zu einer verstärkten Vasodilatation kommt. Verrechnet man beides gegeneinander, so ist das Ergebnis eine mit der Belastung steigende Blutdruckamplitude, da bei gesteigerten Herzminutenvolumen auch in Relation zum Ruhezustand weniger durch die Windkesselfunktion der Arterien gespeichert werden kann.

Neben der Arbeit kommt es natürlich auch beim Kampf oder der Flucht zu gesteigertem Blutdruck, allerdings auch beim Fressen oder der Paarung.

## 4. Strompuls

Als Strompuls wird der pulsierende, diskontinuierlich vom Herzen ausgeworfene Blutfluss in den Arterien bezeichnet. Die maximale Stromstärke und -geschwindigkeit kann im ersten Drittel der Systole gemessen werden, ab dann fallen beide stark ab. Die Fläche oberhalb der Nulllinie zeigt das Schlagvolumen. Zu der Inzisur, dem kleinen Einbruch unter die Nulllinie, kommt es durch den kurzen Rückfluss des Blutes am Ende der Systole, knapp vor dem Schluss der Aortenklappe.

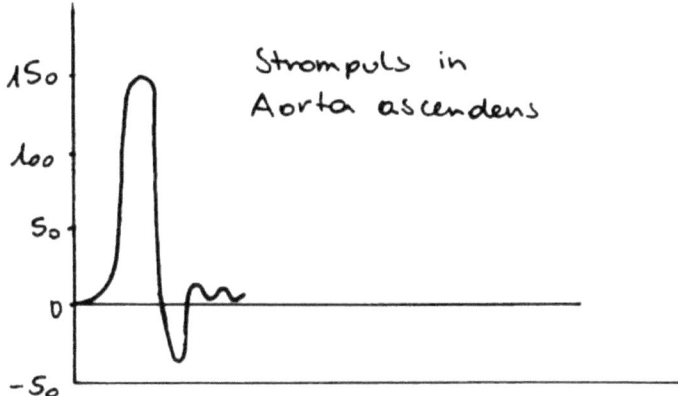

Die Strompulsamplitude wird zur Peripherie hin kleiner bis sie schließlich in den Kapillaren ungefähr kontinuierlich ist.

Die Fließgeschwindigkeit des Blutes ist von dem Gesamtquerschnitt des Gefäßabschnittes abhängig und beträgt in den großen Arterien noch 40 cm/s, nimmt dann bis zu den mittleren und kleineren Arterien auf 10 cm/s ab und erreicht in den Kapillaren schlussendlich nur noch 0,04 cm/s.

Zu beachten ist auf jeden Fall, dass der Strompuls um einiges langsamer ist als der Druckpuls. Das Verhältnis Strompuls : Druckpuls ist ungefähr 1 : 20.

In den Coronararterien verhält sich der Strompuls außerdem anders, als im restlichen Körper. Da es während der Systole zur Steigerung des Druckes im Myocard kommt, werden die Herzgefäße komprimiert und die Kapillaren kurzzeitig sogar vollständig verschlossen. Dadurch erfolgt die Versorgung des Myocards größtenteils während der Diastole.

## 5. Venen & Venolen

Ungefähr 70 % des Blutes befinden sich in den Venen und stehen bei Mehrbedarf sehr schnell zur Verfügung, was ihnen die Bezeichnung Kapazitätsgefäße eingebracht hat. Sie sind außerdem für den Rückfluss des Blutes zum Herzen verantwortlich, doch da der Venendruck auf Herzhöhe nur ca 0 mmHg beträgt, benötigen die Venen Mechanismen, um den Blutfluss zu unterstützen.

Für den Rückfluss des Blutes zum Herzen stehen insgesamt 3 Mechanismen zur Verfügung: die Muskelpumpe, die Atmungspumpe und der Ventilebenenmechanismus.

### 5.1. Muskelpumpe

Venenklappen in den kleinen und mittleren Venen verhindern den Rückfluss des Blutes, reduzieren den hydrostatischen Druck und wirken außerdem noch als Ventile für die Muskelpumpe, die vor allem in den Extremitäten wichtig ist, um einen Blutstau zu verhindern.

Durch die Kontraktion der Skelettmuskulatur werden die Venen zusammengedrückt und da das Blut dank der Klappen nur in eine Richtung fließen kann, wird es Segment um Segment herzwärts gepresst.

Durch langes Stehen kommt es folglich zu einer Füllung der Venen, die sich aufgrund ihrer guten Dehnbarkeit ausweiten. Ab einem gewissen Durchmesser können die Klappen nicht mehr schließen. Daraus resultiert eine stehende Blutsäule, die noch dazu den intravasalen Druck erhöht, da sie auf die nächsten Klappen drückt. Das hat zur Folge, dass die kapilläre Filtration und Reabsorption in den Kapillaren gestört wird, es kommt zu einer verstärkten Filtration und somit zur Ödembildung.

## 5.2. Atmungspumpe

Bei der Inspiration fällt der intrathorakale Druck ab, wodurch sich die intrathorakalen Venen und auch die Vorhöfe dehnen. Dem folgt ein verstärkter Zufluss in die intrathorakalen Venen aus den extrathorakalen Venen.

Zusätzlich wird das Zwerchfell abgesenkt, was den Druck im Abdomen und damit auch den Druck auf die intraabdominalen Venen erhöht. Das Blut wird also nicht nur in den Thorax gesaugt, sondern auch aus dem Abdomen gepresst.

Bei der Exspiration kehren sich die Druckverhältnisse um, der Druck im Thorax steigt, der im Abdomen fällt, allerdings kann das Blut nicht zurückfließen, da Klappen dies verhindern.

Je forcierter die Atmung ist, desto größer sind die Druckunterschiede zwischen Exspiration und Inspiration und desto mehr Blut wird Richtung Herzen und damit in das rechte Antrum gepresst. Dadurch wird der rechte Ventrikel besser gefüllt und das Schlagvolumen erhöht sich aufgrund des Frank – Starling – Mechanismus.

Nahezu umgekehrt verhält es sich beim linken Ventrikel. Durch den Druckabfall bleibt das Blut während der Inspiration in der Lunge, die Füllung des linken Ventrikels ist vermindert und der arterielle Druck im Körperkreislauf sinkt. Bei der Exspiration ist sie hingegen verstärkt, das Schlagvolumen und der arterielle Blutdruck erhöhen sich.

## 5.3. Ventilebenenmechanismus

Während der Herzaktion verschiebt sich die Ventilebene, sodass sie durch die Kammersystole nach ventral gezogen wird und somit eine Sogwirkung auf die Hohlvenen ausgeübt wird. Dadurch wird die Füllung der Atrien erleichtert. Umgekehrt verschiebt sich die Ventilebene während der Kammerdiastole nach dorsal, drückt somit gegen die Atrien und erzeugt damit nicht nur einen Sog in den

Ventrikeln, sondern „presst" auch noch die Vorhöfe aus. Damit wird die Kammerfüllung und Vorhofentleerung erleichtert.

## 5.4. Venenpuls

Als Venenpuls bezeichnet man die charakteristischen Druckveränderungen in herznahen Venen bei ruhig liegenden Tieren. Diese Änderungen sind nur gering und können in verschiedene Wellen eingeteilt werden. Die a – Welle wird von der Vorhofkontraktion verursacht, die c – Welle von der Vorwölbung der Tricuspidalklappe ins rechte Atrium während der Anspannungsphase des Ventrikels. Während der Austreibungsphase der Ventrikelsystole sinkt der Druck auf ein Minimum, gleichzeitig werden die Atrien gefüllt. Nachfolgend, in der Entspannungsphase der Ventrikel, steigt der Druck sowohl in den Atrien als auch in den Venae cavae, bis die Atrioventrikularklappen sich öffnen und fällt wegen dem eben genannten Ereignis steil ab. Diesen kurzen Anstieg und Abfall bezeichnet man als v – Welle.

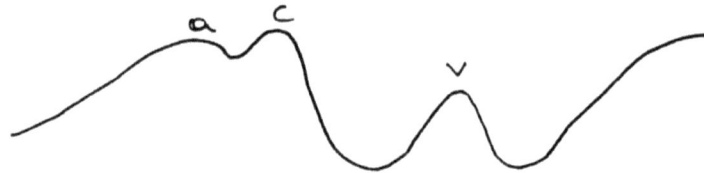

## 6. Terminale Strombahn

Die Terminale Strombahn besteht aus Arteriolen, Kapillaren, Venolen und den Lymphkapillaren.

## 6.1. Arteriolen

Die Gefäßwand der Arteriolen ist im Verhältnis zum Lumen deutlich dicker als bei anderen Gefäßen, da vor allem die glatte Muskulatur verstärkt ist. Dadurch können sie besonders gut ihren Durchmesser und damit auch den Gefäßwiderstand ändern, weshalb sie als präkapilläre Widerstandsgefäße oder Sphinctergefäße bezeichnet werden. Durch sie kann die Durchblutung in verschiedenen Arealen des Körpers geregelt werden, genauso wie der hydrostatische Druck in den nachgeschalteten Kapillaren. Die Widerstandsänderung erfolgt durch neurogene, myogene, humorale oder endothelvermittelte Reize.

## 6.2. Kapillaren

Kapillaren sorgen für den Stoffaustausch zwischen Blut und Gewebe und werden deshalb als Austauschgefäße bezeichnet. Für diesen Zweck besteht die Kapillarenwand nur aus Endothel und Basalmembran, wobei auch diese nicht immer kontinuierlich vorhanden sind.

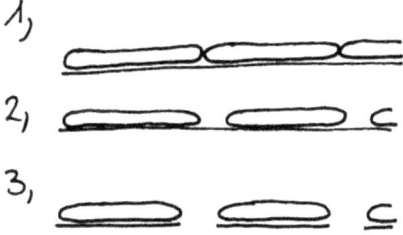

Meist sind Kapillaren kontinuierlich (1), weshalb nur kleine Moleküle und lipidlosliche Stoffe durch sie diffundieren können. In manchen Organen, wie beispielsweise dem Gehirn, sind die tight junctions zwischen den Endothelzellen besonders gut entwickelt, weshalb die Permeabilität verschlechtert ist. Deshalb spricht man von einer Blut – Hirn – Schranke.

Es gibt jedoch auch fenestrierte Kapillaren (2), bei denen das Endothel nicht durchgängig ist, zum Beispiel im Glomerulum der Niere. Dadurch sind sie für Moleküle 100 – 1000-fach besser permeabel wie kontinuierliche.

Am besten permeabel sind diskontinuierliche Kapillaren (3), wie sie in der Leber oder in der Milz zu finden sind. Diese Kapillaren haben auch Lücken in der Basalmembran, wodurch auch Makromoleküle leicht durchtreten können.

Ein besonderes System bilden Pfortadergefäße, die 2 hintereinander geschaltete Kapillarbereiche verbinden, wie beispielsweise die Kapillaren im Darm und die in der Leber.

*Stoffaustausch zwischen Blut und Interstitium*

Der Stoffaustausch zwischen Blut und Interstitium findet vor allem durch Diffusion statt. Dabei ist das Gefäßendothel die wichtigste Barriere zwischen dem intra – und extravasalem Raum. Kleine Moleküle bis zu einem Durchmesser von 1 nm, lipidlösliche Stoffe und Atemgase können nahezu ungehindert durch die Kapillarwände diffundieren. Größere Stoffe können nicht mehr ganz so gut diffundieren, große Stoffe wie Plasmaproteine beispielsweise können dagegen kaum aus den Blutgefäßen hinaus.

Die Diffusionsrate wird von der Konzentrationsdifferenz zwischen 2 Kompartimenten, der Entfernung zur Kapillare, der Kapillarporengröße und auch maßgeblich von den Stoffeigenschaften, also ob ein Molekül lipophil oder hydrophil ist, beeinflusst. Sie lässt sich durch das Fick'sche Gesetz berechnen:

$$\text{Diffusionsrate} = \frac{D * A * ([S]_c - [S]_i)}{\Delta X}$$

$([S]_c - [S]_i)$ = Konzentrationsdifferenz

A = Diffusionsfläche

D = Diffusionskoeffizient

$\Delta X$ = Abstand

Flüssigkeit wird durch Filtration und Reabsorption ausgetauscht, wobei der effektive Filtrationsdruck, der sich aus der Differenz zwischen dem hydrostatischen und dem kolloidosmotischen Druck errechnet, bestimmt, ob mehr aus dem Gefäß austritt oder mehr eintritt. Der Austritt wird als Filtration bezeichnet, der Wiedereintritt ins Gefäß als Reabsorption.

Der kolloidosmotische Druck wird durch die Plasmaproteine erzeugt und hält das Wasser in den Gefäßen zurück. Er verhindert so, dass ständig Plasma austritt und ist mit rund 24 mmHg relativ konstant entlang der Kapillaren. Der hydrostatische Druck dagegen ist am Anfang der Kapillare mit ca 30 mmHg hoch dafür am Ende mit 19 mmHg niedrig. Daraus ergibt sich, dass am Anfang der Kapillaren der effektive Filtrationsdruck positiv ist und daher Flüssigkeit aus dem Gefäß austritt, jedoch ist er am Ende davon negativ. Das bedeutet, dass der Druck gegen Ende nach innen gerichtet ist und somit eine Reabsorption stattfindet. Der effektive Filtrationsdruck hat am Anfang der Kapillaren einen Wert um + 6 mmHg und sinkt in deren Verlauf auf – 5 mmHg.

Insgesamt ist der Druck hinaus größer als der hinein, das heißt, es wird mehr ins Gewebe filtriert als anschließend wieder absorbiert wird. Die Differenz wird über das Lymphgefäßsystem abtransportiert, wodurch die Flüssigkeitsströmungen im Endeffekt ausgeglichen sind.

0,5 % des Plasmas wird in den arteriellen Abschnitten der Kapillaren hinausfiltriert, davon werden 90 % in den venösen Abschnitten wieder rückresorbiert, die restlichen 10 % werden von den Lymphgefäßen aufgenommen und abtransportiert.

Die Interaktion zwischen den onkotischen und hydrostatischen Kräften, welche auf das Wasser einwirken, kann durch die Starling'sche Gleichung ausgedrückt werden:

$$\text{Netto – Druck} = \Delta P - \Delta \pi = [(P_c - P_i) - (\pi_c - \pi_i)]$$

$P_c$ = hydrostatischer Druck in der Kapillare (18 mmHg)

$P_i$ = hydrostatischer Druck im Interstitium ( - 7 mmHg)

$\pi_c$ = onkotischer Druck in der Kapillare (25 mm Hg)

$\pi_i$ = onkotischer Druck im Interstitium (1 mmHg)

Wenn man die Zahlen einsetzt, erhält man das Ergebnis 1 mmHg, wodurch die Filtration aus den Kapillaren erklärt wird.

Wenn die Filtration viel größer ist als die Rückresorption und der Lymphtransport, entsteht ein Ödem. Dieses Missverhältnis kann durch mehrere Ursachen hervorgerufen werden, wobei jede Senkung des onkotischen Gradienten, jede Erhöhung des hydrostatischen Venolendrucks, jede Blockade des Lymphabflusses zu einem Ödem führt. Mögliche Ursachen können sein:

1. Wenn der Venendruck erhöht ist, erhöht sich auch der hydrostatische Druck in den venösen Abschnitten der Kapillaren und dadurch vermindert sich die Rückresorption. Dies kann der Fall sein, wenn die Förderleistung des Herzen abnimmt, also bei Herzinsuffizienz.
2. Durch eine Vasodilatation der Arteriolen verstärkt sich der hydrostatische Druck.
3. Durch erhöhte Permeabilität der Kapillarwände, beispielsweise durch eine Entzündung, allergische Reaktion oder eine Verletzung, kommt es zum Austritt von Plasmaproteinen aus den Kapillaren. Dadurch verringert sich der kolloidosmotische Druck, wodurch die Filtrationsrate erhöht ist bei gleichzeitig verminderter Rückresorption.

4. Durch Hypoproteinämie, ausgelöst beispielsweise durch Hungerzustände oder Proteinurie, sinkt der kolloidosmotische Druck.
5. Durch Störung des Lymphabflusses sammelt sich Flüssigkeit im Gewebe an, wodurch zwar durch den steigenden Gewebedruck auch weniger filtriert werden kann und vermehrt absorbiert wird, allerdings reicht die zusätzliche Resorption nicht aus, um den fehlenden Lymphabfluss zu kompensieren.

Umgekehrt sorgt eine Dehydratation durch die Verminderung des Plasmas und dadurch erhöhte Plasmaproteinkonzentration dafür, dass der kolloidosmotische Druck steigt und somit weniger filtriert wird. Dadurch kann es zu Exsikkosen kommen.

### 6.3. Lymphabfluss
Lymphe tritt durch Spalten in den Lymphkapillaren in die Lymphgefäße ein und wird durch rhythmische Kontraktion der glatten Muskelzellen in den Gefäßwänden und durch die Muskelpumpe abtransportiert. Durch eingebaute Klappen wird ein Rückfluss verhindert, sodass die Lymphe sich in größeren Gefäßen mit eingebauten Lymphknoten sammelt und schließlich über den Ductus thoracicus ins Blutgefäßsystem einmündet.

## 7. Hämodynamik
Der Blutfluss folgt mehreren Gesetzen. Eines davon ist das Kontinuitätsgesetz. Dieses besagt, dass obwohl sich die Aorta in insgesamt 1,5 Milliarden Kapillaren aufteilt mit einem Gesamtquerschnitt von ca 1000 $cm^2$ und sich die Strömungsgeschwindigkeit dadurch natürlich verlangsamt, bleibt der Blutfluss, an

jedem Gesamtquerschnitt gleich. Das bedeutet, dass gleich viel Blut pro Zeiteinheit durch die Aorta tritt, wie durch sämtliche Kapillaren, wie durch die Venae cavae und allen dazwischenliegenden Abschnitten.

Blut fließt auch stets entlang eines Druckgradienten, die Stromstärke, mit der das Blut fließt, ergibt sich dabei aus dem Blutvolumen, welches pro Zeiteinheit fließt und wird in l/min angegeben. Sie ist durch den Blutdruck und den Gefäßwiderstand bestimmt, wobei die Widerstandsänderung vor allem durch den Kontraktionszustand der Arteriolen bestimmt wird. Die Strömungsgeschwindigkeit ist umgekehrt proportional zum Gefäßquerschnitt und somit in den Kapillaren niedrig, da sie verglichen mit der Aorta einen Gesamtquerschnitt haben, der um den Faktor 750 größer ist.

In den Gefäßen fließt das Blut meist laminar und weist ein parabolisches Geschwindigkeitsprofil vor. Bei hohen Fließgeschwindigkeiten können allerdings in großen Gefäßen auch Turbulenzen auftreten, vor allem bei pathologischen Veränderungen, wie Stenosen der Gefäße oder Herzklappen oder Insuffizienzen der Herzklappen.

Der Dehnungszustand eines Gefäßes wird als Wandspannung bezeichnet, während die Dehnungsfähigkeit als Compliance oder Volumenselastizitätskoeffizient angegeben wird. Generell sind Venen stärker dehnbar als Arterien.


7.1. Ohm'sches Gesetz

Das Ohm'sche Gesetz bringt die Stromstärke mit der Druckdifferenz und dem Widerstand in Verbindung und kann somit die Durchblutung eines Organs festlegen, indem es die Stromstärke der Durchblutung gleichsetzt. Somit wird sie angegeben als die Blutmenge, die pro Zeiteinheit durch ein Organ fließt und hat die Einheit ml/min.

$$I = \Delta P/R \quad [\text{ml/min}]$$

I = Stromstärke

$\Delta P$ = Druckdifferenz

R = Widerstand

Diese Formel gilt auch für das Herzminutenvolumen oder Herzzeitvolumen, das als die vom Herzen ausgeworfene Blutmenge pro Minute. Der linke Ventrikel wirft das Blut mit einem mittleren Blutdruck von 100 mmHg in die Aorta aus und kann dadurch den Strömungswiderstand des Gefäßsystems des Körperkreislaufs, den totalen peripheren Widerstand, überwinden. In das rechte Herz gelangt das Blut mit einem Druck von 2 – 4 mmHg, den man als den zentralvenösen Druck bezeichnet. Dadurch ergibt sich für den Körperkreislauf eine Druckdifferenz von ungefähr 97 mmHg.

Wenn man das Ohm'sche Gesetz auf das Herzminutenvolumen umlegt, ergibt das:

$$HMV = (P_a - P_v)/TPR$$

HMV = Herzminutenvolumen

$P_a$ = mittlerer arterieller Blutdruck

$P_v$ = zentralvenöser Blutdruck

TPR = totaler peripherer Widerstand

Der Gesamtwiderstand, welcher der Arbeit des Herzens entgegenwirkt, berechnet sich aus der Summe der Widerstände der beiden seriell geschalteten Kreisläufe, des Lungenkreislaufs und des Körperkreislaufs.

$$R_{gesamt} = R_{Lungenkreislauf} + R_{Körperkreislauf}$$

Der Gesamtwiderstand des Körperkreislaufs berechnet sich aus dem Kehrwert der parallel geschalteten Gefäße der einzelnen Organe.

$$1/R_{gesamt} = 1/R_{Coronargefäße} + 1/R_{Gehirn} + 1/R_{Leber} + 1/R_{GI-Trakt} + 1/R_{Niere} + ...$$

Dadurch ergibt sich, dass der Widerstand mehrerer parallel geschalteter Gefäße um ein Vielfaches kleiner ist, als der Widerstand jedes einzelnen dieser Gefäße.

## 7.2. Hagen – Poiseuille'sches Gesetz

Das Hagen – Poiseuille'sche Gesetz kann als Erweiterung des Ohm'schen Gesetzes betrachtet werden, da es sich mit der Widerstandsänderung in Abhängigkeit des Radius beschäftigt.

$$I = \frac{\pi r^4 \Delta P}{8 \eta L}$$

I = Stromstärke

r = Gefäßradius

$\Delta P$ = Druckdifferenz

$\eta$ = Viskosität

L = Gefäßlänge

Wenn man nun für die Stromstärke das Ohm'sche Gesetz einsetzt, ergibt sich:

$$R = \frac{8\eta L}{\pi r^4}$$

Daraus kann man ablesen, dass bereits kleine Veränderungen am Radius den Widerstand des Gefäßes erheblich beeinflussen. Dieses Prinzip machen sich vor allem die Arteriolen zunutze indem sie aktiv durch bereits kleine Lumenserweiterungen oder – verengungen die Durchblutung der dahinterliegenden Kapillargebiete massiv beeinträchtigen.

## 7.3. Strömungsgeschwindigkeit

Die Strömungsgeschwindigkeit des Blutes wird in cm/s angegeben und ist abhängig von der Stromstärke und dem Gefäßquerschnitt. Die mittlere Strömungsgeschwindigkeit v ist bei gegebener Stromstärke I umgekehrt proportional zum Gefäßquerschnitt A.

$$\overline{v} = I/A$$

Wenn man eine konstante Stromstärke annimmt, ändert sich die Strömungsgeschwindigkeit nur, wenn sich der Querschnitt des Gefäßes ebenfalls ändert. Dadurch kann die um einiges niedrigere Strömungsgeschwindigkeit in den Kapillaren im Vergleich zur Aorta mathematisch erklärt werden.

## 7.4. Strömungsformen

In den Blutgefäßen herrscht unter normalen Umständen eine laminare Strömung. Das bedeutet, dass sich sämtliche Flüssigkeitsteilchen parallel zur Gefäßachse bewegen, wobei der Axialstrom in der Mitte am schnellsten fließt, während der Randstrom an der Gefäßwand sich kaum bewegt.

Bei turbulenter Strömung kommt es zu einer langsameren Bewegung des Blutes bei gleicher Druckdifferenz, da sich Wirbel binden, durch die es zu großen Energieverlusten kommt. Die Flüssigkeitsteilchen und natürlich auch die zellulären Anteile bewegen sich nicht mehr ausschließlich parallel, sondern auch quer zur Gefäßachse. Dadurch besteht keine lineare Beziehung mehr zwischen der Druckdifferenz und der Stromstärke, so wie bei der laminaren Strömung.

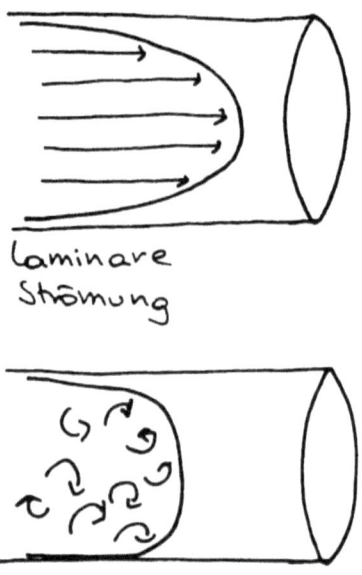

Laminare Strömung

turbulente Strömung

Der Übergang zwischen den beiden Strömungsformen ist abhängig vom Durchmesser (r) des Blutgefäßes, von der mittleren Fließgeschwindigkeit (v), der Dichte (ρ) und der Viskosität (η) der Flüssigkeit. Diese Parameter werden in der sogenannten Reynolds – Zahl in Verbindung gebracht.

$$Re = \frac{2r\bar{v}\rho}{\eta}$$

Wenn die Reynolds – Zahl größer ist als 2000, maximal als 2200, geht die laminare in eine turbulente Strömung über. In der Aorta und der Arteria pulmonalis wird diese Grenze während der Austreibungsphase der Systole überschritten, wodurch es physiologischerweise zu Turbulenzen kommt. Bei Stenosen von Gefäßen oder Herzklappen oder Insuffizienzen von Herzklappen kommt es pathologischerweise zu turbulenter Strömung, die man im Falle des Herzen als Herzgeräusche hören kann.

## 7.5. Viskosität des Blutes

Die Viskosität oder Zähigkeit einer Flüssigkeit entsteht durch Reibung der Teilchen innerhalb besagter Flüssigkeit. Da Blut eine Suspension von Blutzellen in Plasma ist und die Zusammensetzung schwankt, ist auch die Viskosität variabel. Sie steigt jedoch mit dem Hämatokrit und der Plasmaproteinkonzentration. Außerdem kann die apparente oder scheinbare Viskosität bei sinkender Flussgeschwindigkeit des Blutes zunehmen, da sich die Erythrocyten zu sogenannten Geldrollen zusammenlagern und damit Kapillaren sogar kurzzeitig verschließen können.

Des Weiteren ist die Viskosität auch von dem Gefäßdurchmesser abhängig, was man als Fåhraeus – Lindquist – Effekt bezeichnet. Er beruht auf der Verformbarkeit der Erythrocyten, die vor allem in kleinen Gefäßen zu tragen kommt. Dadurch nimmt die Blutviskosität mit sinkendem Gefäßdurchmesser ebenfalls ab.

## 7.6. Dehnbarkeit der Blutgefäße

Die Dehnbarkeit eines Blutgefäßes ist von seinem Anteil und der Anordnung der glatten Muskulatur und dem Dehnungsverhalten der elastischen und kollagenen Fasern in seiner Media und Adventitia abhängig. Die Elastizität der Arterien wird mit zunehmendem Abstand vom Herzen weniger, wodurch vor allem die herznahen

Gefäße für die Windkesselfunktion verantwortlich sind. Daher ist auch die passive Dehnbarkeit der Aorta sehr wichtig für die Dämpfung des Druck – und Strompulses aus dem linken Ventrikel.

Der jeweilige Dehnungszustand eines Blutgefäßes ist allerdings nicht nur durch seine Dehnbarkeit, sondern auch durch den transmuralen Druck bestimmt. Dieser lässt sich aus der Differenz zwischen dem intravasalen und dem extravasalen Druck bestimmen. Der extravasale Druck wird auch als Gewebedruck bezeichnet und ist – außer im Herzen, in der Muskulatur und bei den Thoraxvenen – so gering, dass er vernachlässigt werden kann. Im Herzen und in der Muskulatur kommt es durch Kontraktionen zur Gefäßkompressionen, die bis zum kurzzeitigen Gefäßkollaps führen können. In den Venen im Thoraxbereich kann es während der Atmung zu großen Druckschwankungen im extravasalen Bereich kommen, wodurch sich auch die Füllung der Gefäße ändert.

Die Gefäßwandspannung (T) wird definiert als die Kraft, die auf eine bestimmte Fläche einwirkt und lässt sich aus dem transmuralen Druck ($P_t$), dem Gefäßradius (r) und der Gefäßwanddicke (d) bestimmen. Mit diesen Faktoren kann man das Laplace'sche Gesetz folgendermaßen modifizieren:

$$T = \frac{P_t \, r}{2d}$$

Bei konstantem Druck wird mit steigendem Radius die Wandspannung ebenfalls steigen, wodurch bei gleichem Druck die Gefäße mit größerem Radius über eine dickere Wand verfügen müssen, als die kleineren. Ist dies nicht der Fall, werden die Belastungsgrenzen des Gefäßes überschritten und es reißt ein. Bei einem Aneurysma beispielsweise kommt es zu einer Vergrößerung des Durchmessers ohne nötige Wanddickenzunahme, wodurch das Gefäß rupturiert.

Die Dehnbarkeit eines Gefäßes wird auch als Compliance (C) bezeichnet und definiert sich als die dehnungsabhängige Änderung des Gefäßdurchmessers und der Gefäßlänge bei Änderung des transmuralen Druckes.

$$C = \frac{\Delta V}{\Delta P}$$

Der Kehrwert der Compliance ist der Volumenelastizitätskoeffizient (É), welcher folglich klein ist bei großer Dehnbarkeit und vice versa. Obwohl die Dehnbarkeit der Blutgefäße sehr unterschiedlich ist, kann man dennoch sagen, dass Venen um ein vielfaches dehnbarer sind als Arterien.

## 8. lokale Durchblutungsregulation

Die lokale Durchblutungsregulation wird über die glatte Muskulatur der Arteriolen gesteuert und myogen, neurogen, humoral oder endothelvermittelt reguliert. Das heißt, dass die Ruhedurchblutung durch den Ruhetonus des Gefäßes bestimmt wird.

Die Ruhedurchblutung ist organabhängig und beispielsweise in Gehirn, Niere und Herz hoch. Bei Herz und Gehirn liegt das an einem bereits hohen Ruhestoffwechsel, bei der Niere muss die Durchblutung zur Funktionsaufrechterhaltung konstant hoch gehalten werden. Die maximale Durchblutungssteigerung ist vor allem bei der Skelettmuskulatur und der Haut hoch, da sie in Ruhe nur minimal durchblutet werden müssen jedoch bei Beanspruchung sehr stark. Die Durchblutung kann sich bei ihnen bis zu 60 – fach erhöhen. In den übrigen Organen und Geweben ist eine maximale Durchblutungssteigerung um den Faktor 5 möglich. Niere und Gehirn sind allerdings auch bei maximaler Durchblutung nicht sonderlich viel mehr durchblutet als in Ruhe, benötigen also einen mehr oder weniger konstanten Blutfluss. In Ruhe gelangt 5 % des vom linken Herzen ausgestoßenen Blutes in die Koronargefäße, 12 % ins Gehirn, 16 % in die Muskulatur, 7 % in die Leber, 22 % in Magen und Darm, 17 % in die Nieren, 8 % in die Haut und ins Skelett und bei Laktation oder Gravidität 17 % davon ins Euter oder in den Uterus.

## 8.1. Autoregulation

Vor allem Organe, die auf eine konstante Blutzufuhr angewiesen sind, wie Niere, Gehirn oder Herz, regulieren ihre Durchblutung selbst und somit auch den in ihnen herrschenden Blutdruck. Somit bleibt beides weitestgehend gleich. Geringgradig existiert die Autoregulation auch in der Muskulatur, in der Leber und im Gastrointestinaltrakt. Sie wird dabei vor allem durch die myogene Erregung der glatten Muskulatur vermittelt.

Steigender Blutdruck erregt die Muskulatur der Gefäßwände, vor allem der präkapillären Widerstandsgefäße. Dadurch kontrahieren sich die Muskelzellen, vermutlich aufgrund von $Ca^{2+}$ - Einstrom durch dehnungsaktive Kationenkanäle. Venen geben gesteigertem Druck nach, was als Stress – Relaxation bezeichnet wird, und kontrahieren wieder bei Nachlassen des Drucks. Durch diese Anpassungsreaktion können sie vermehrtes Blutvolumen auffangen und ihrer Aufgabe als Kapazitätsgefäße nachgehen.

Ein Organ, welches über keine Autoregulation der Gefäße verfügt ist die Lunge. Bei steigendem Druck werden die Gefäße überproportional gedehnt und die Stromstärke nimmt zu.

## 8.2. durch Metabolite vermittelt

Je stärker der Stoffwechsel einer Zelle aktiviert ist, desto mehr Metabolite fallen an, die abtransportiert werden müssen. Dadurch führen zB erhöhter $CO_2$ – Partialdruck, steigende Lactat – und $H^+$ – Konzentrationen zur lokalen Vasodilatation, genauso wie Adenosin, anorganisches Phosphat oder Anstieg der extrazellulären $K^+$ - Ionenkonzentration. Das führt vor allem im arbeitenden Skelettmuskel zur Durchblutungssteigerung, durch Hemmung der spannungsabhängigen $Ca^{2+}$ - Kanäle der glatten Muskulatur von Arteriolen und der Noradrenalin – Ausschüttung. Dadurch wird eine aktive Hyperämie eingeleitet.

## 8.3. Neurogen vermittelt

Vor allem die Vasokonstriktion wird neurogen über die Ausschüttung von Noradrenalin durch sympathische Neurone vermittelt. Hauptsächlich werden Arteriolen, kleine Arterien und teilweise auch Venen sympathisch innerviert. Sie verfügen über $\alpha_1$ – Rezeptoren, die bei Aktivierung eine Tonussteigerung in den glatten Muskelzellen hervorrufen und somit die Durchblutung der betroffenen Areale reduzieren.

Im Blut zirkuliert außerdem Adrenalin, wobei bei geringer Konzentration die $\beta_2$ – Aktivität überwiegt und eine Vasodilatation und somit Durchblutungssteigerung verursacht. Bei höheren Konzentrationen wird eine $\alpha_1$ – Wirkung ausgelöst.

Die Wirkung der jeweiligen Transmitter ist allerdings vor allem von der lokalen Dichte der Rezeptoren abhängig. In der Haut befinden sich vor allem $\alpha_1$ – Rezeptoren, im Gastrointestinaltrakt und der Skelettmuskulatur beide, in Koronargefäßen vor allem der $\beta_2$ – Typ.

Ebenfalls vasodilatorisch wirkt Dopamin über $D_1$ – Rezeptoren, dagegen wirkt aus Varikositäten freigesetztes Neuropeptid Y (NYP) vasokonstriktorisch.

Der Parasympathicus spielt nur eine untergeordnete Rolle bei der neurogenen Regulation der Durchblutung, allerdings bewirkt er durch Acetylcholin die Weitstellung der Gefäße im Gehirn, in den Genitalien und den Koronargefäßen.

### 8.4. Humoral vermittelt

Die humorale Durchblutungsregulation wird systemisch vor allem durch Angiotensin I und II, einem starken Vasokonstriktor aus der Niere und Adiuretin oder Vasopressin aus dem Hypothalamus. Lokal wird die Vasodilatation durch mechanische, entzündliche oder allergische Vorgänge durch die Wirkung von Gewebshormonen eingeleitet, wie beispielsweise von Prostaglandinen, Bradykinin, Serotonin, ATP, Histamin. Bradykinin und Histamin erhöhen dabei gleichzeitig die Kapillarpermeabilität und initiieren damit die Bildung von Ödemen. Serotonin kann unter Umständen auch vasokonstriktorisch wirken, je nachdem auf welche Rezeptoren es trifft.

Muskelzellen der Atrien können aufgrund von Dehnungsreizen das Atriale Natriuretische Peptid (ANP) ausschütten, das ebenfalls zur Vasodilatation führt, um den Blutdruck zu senken.

### 8.5. Endothelvermittelt

Das Endothel selbst kann ebenfalls eine Vasodilatation bewirken, indem es zB NO (Stickstoffmonoxid) = EDRF (endothelium – derived relaxing factor), Prostacyclin, auch $PGI_2$ oder EDHF (endothelium – derived hyperpolarizing factor), ausschüttet. Durch die Freisetzung von Endothelin (ET) erreicht es hingegen eine Vasokonstriktion.

## 9. Zentrale Kreislaufregulation

Neben der lokalen Kreislaufregulation muss noch eine zentrale existieren, um den gesamten Organismus auf die jeweils vorherrschende Situation einstellen zu können. Es muss der arterielle Blutdruck, das Herzminutenvolumen sowie das Blutvolumen an die Ansprüche der Umstände – Ruhe oder Belastung – angepasst werden. Die Regulation erfolgt kurzfristig weitgehend über Kreislaufreflexe, die vorwiegend von der Medulla oblongata, dem verlängerten Rückenmark, koordiniert werden.

### 9.1 Regulation des Blutvolumens

Bei Blutverlust kann das Volumen kurzfristig reguliert werden, indem der Venentonus steigt und somit genügend Blut zum Herzen transportiert wird. Des Weiteren wird durch eine Sympathicusaktivierung der Widerstand in den Arteriolen erhöht, dadurch sinkt der Filtrationsdruck im arteriellen Schenkel der Kapillaren, die Absorptionsrate des venösen Schenkels der Kapillaren steigt und die intravasale Füllung nimmt zu.

Mittel – und längerfristig werden bei zu niedrigem Blutvolumen im Körper Mechanismen in Gang setzen, die zum Ziel haben die Wasserverluste zu reduzieren und gleichzeitig die Wasseraufnahme zu erhöhen. Dabei ist vor allem das Renin – Angiotensin – Aldosteron – System (RAAS) beteiligt. Daneben beteiligt sich auch Adiuretin (ADH), welches aus dem Hypohpysenhinterlappen freigesetzt und im Hypothalamus produziert wird, an der Regulation des Blutvolumens. Ein Gegenspieler ist Atriopeptin (ANP) aus Myocardzellen im Atrium.

Durch die Aktivierung des Sympathicus, sinkt die Nierendurchblutung und damit auch die Filtration im Glomerulum. Die verminderte Primärharnmenge wird in der Macula densa registriert, da ihre Zellen über einen $Na^+/K^+/2Cl^-$ -

Cotransporter verfügen, der in dieser Situation weniger Ionen in die Zellen transportieren kann. Das führt zur vermehrten Reninausschüttung der reninbildenden Zellen der Macula densa, welches seinerseits 2 Wirkungen hat. Lokal führt es in der Niere zur Vasodilatation, wodurch die Niere besser durchblutet wird, ergo auch mehr filtrieren kann. Systemisch aktiviert Renin das im Blut zirkulierende Angiotensinogen zu Angiotensin I, welches anschließend von dem ebenfalls im Plasma strömenden ACE (Angiotensin Converting Enzyme) zu Angiotensin II umgewandelt. Angiotensin II hat vor allem vasokonstriktorische Wirkung, fördert jedoch auch die Freisetzung von Adiuretin (=ADH, Antidiuretisches Hormone) aus dem Hypophysenhinterlappen und Aldosteron aus der Nebennierenrinde.

Aldosteron fördert die Rückresorption von $Na^+$ im distalen Tubulus der Niere und im Darm wodurch Wasser ebenfalls vermehrt aus dem Urin bzw. dem Chymus gezogen wird.

Adiuretin wird nicht nur durch Angiotensin II ausgeschüttet, sondern auch wenn beispielsweise die Atrien zu wenig gedehnt werden. Es vermindert ebenfalls die Wasserausscheidung in der Niere, indem es für einen vermehrten Einbau von Aquaporin 2 in das Sammelrohr und somit vermehrter Harnkonzentrierung durch forcierte Wasserrückresorption sorgt.

Durch das RAAS wird außerdem Durst und Salzappetit ausgelöst. Durch all diese Mechanismen wird das intravasale Volumen vermehrt und somit der Blutdruck angehoben.

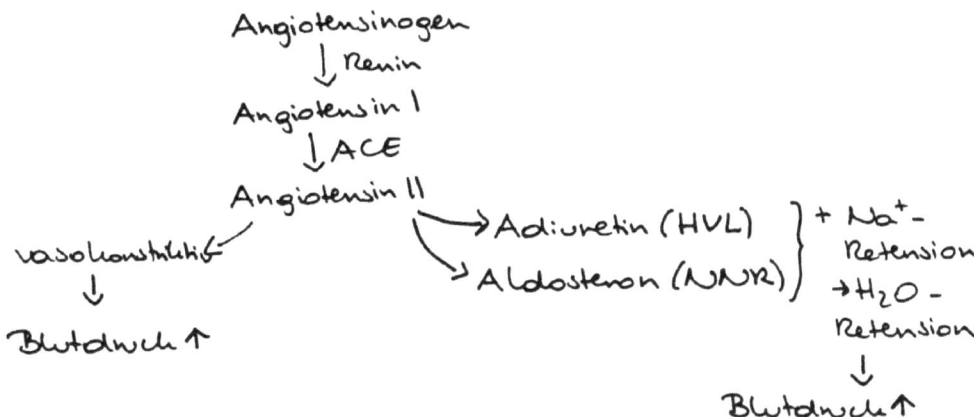

Ein Gegenspieler dieses Systems ist Atriopeptin, welches in der Vorhofmuskulatur gebildet, gespeichert und bei vermehrte Dehnung der Atrien, also Blutvolumenszunahme, ausgeschüttet wird. Es bewirkt eine vermehrte Ausscheidung von $Na^+$ und $Cl^-$, indem es die Rückresorption in der Niere hemmt, wodurch auch die Wasserausscheidung angeregt wird. Außerdem erreicht es indirekt eine Vasodilatation der Arteriolen durch Senkung der Reninkonzentration und es hemmt das vom Hypothalamus erzeugte Durstgefühl.

9.2. Blutdruckregulation

Wie auch bei der Volumensregulation gibt es auch beim Blutdruck kurzfristige Regulationsmechanismen und mittel – bis längerfristige, wobei diese die gleichen Mechanismen haben, wie die mittel – und längerfristige Regulation des Blutvolumens.

Kurzfristig kann der Blutdruck durch eine Lumensänderung der peripheren Widerstandsgefäße erreicht werden. Pressorezeptoren im Carotissinus und im Aortenbogen senden ununterbrochen hemmende Signale an das Kreislaufzentrum in der Medulla oblongata und hemmen dadurch vegetative Kerngebiete im

Hirnstamm. Bei einem plötzlichen Blutdruckabfall werden die Pressorezeptoren vermindert erregt und senden daher weniger frequent Signale an das Kreislaufzentrum. Dadurch erhöht sich der Sympathicotonus und der Parasympathicotonus nimmt ab, wodurch die Herzschlagfrequenz höher wird und das Schlagvolumen zunimmt, es erhöht sich somit das Herzminutenvolumen. Zusätzlich dazu vergrößert sich der periphere Widerstand durch Kontraktion der glatten Muskulatur in den Arteriolen. Insgesamt kommt es zu einem Blutdruckanstieg.

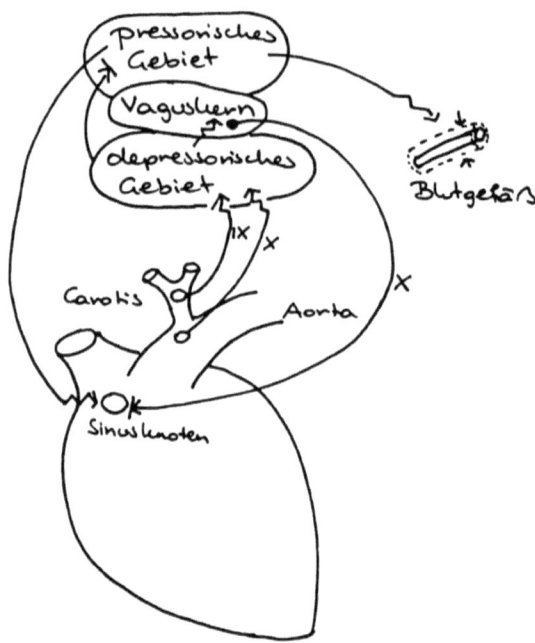

Der Blutdruck kann auch durch Catecholamine für Kampf – oder Fluchtsituationen angehoben werden, um den Sauerstofftransport zur Muskulatur, zu Herz und Gehirn zu erhöhen. Am Herzen wirken sie durch Steigerung der Schlagkraft und – frequenz, wodurch das Herzzeitvolumen steigt und der Blutfluss und natürlich damit auch der Blutdruck steigt. Venen und manche der Arterien werden durch Catecholamine zur Konstriktion veranlasst, um den venösen Rückstrom zum Herzen zu fördern und die Gefäßfüllung scheinbar zu erhöhen. Aus diesem Grund werden ebenfalls das Herzzeitvolumen und damit auch der Blutfluss und Blutdruck erhöht. In anderen Arterien kommt es unter Catecholamineinwirkung zur Dilatation, um die Sauerstoffversorgung dieser Gebiete zu gewährleisten.

## 10. Schock

Als Schock bezeichnet man ein akutes Kreislaufversagen als Folge eine Störung der Sauerstoffversorgung von lebenswichtigen Organen. Dabei kann man je nach Ursache verschiedene Arten des Schocks unterscheiden.

### 10.1. hypovolämischer Schock

Die Ursache für einen hypovolämischen Schock ist ein Volumenmangel durch entweder großen Blutverlust, dann wird er auch als hämorrhagischer Schock bezeichnet, oder Verlust von Wasser, Plasma oder Elektrolyten, beispielsweise durch Durchfall, Erbrechen oder Dehydratation. Durch die verminderte intravasale Füllung fällt der Blutdruck stark ab, was in den Kapillaren zu verringerter Filtration und somit zur Flüssigkeitsaufnahme aus dem Extrazellularraum kommt. Dadurch wird in der Peripherie Wasser verloren und die Hautelastizität sinkt.

Der Körper versucht natürlich durch Gegenregulation den Normalzustand wieder herzustellen. Durch den Volumensverlust wird sich der venöse Rückstrom zum Herzen vermindern und damit auch das Herzminutenvolumen und der Blutdruck sinken. Das führt zu vermehrtem Sympathicotonus, folglich zur Vasokonstriktion in peripheren Gebieten und zur Erhöhung des peripheren Widerstandes. Zeitgleich wird durch die Niere das RAAS aktiviert, das ebenfalls zur

Vasokonstriktion – mit Ausnahme der Nierengefäße – führt und gleichzeitig zur Volumenkonservierung, da auch die Aufnahme von Salz und Wasser gefördert wird. ADH wird ebenfalls ausgeschüttet, was ebenfalls zur Volumenkonservierung durch vermehrte Wasserrückresorption in der Niere führt.

Durch die starke periphere Vasokonstriktion kommt es in den betroffenen Arealen zur Hypoxie, also einer Unterversorgung mit Sauerstoff, einer Laktatacidose infolge von mangelndem Abtransport von anaerob entstandenen Stoffwechselendprodukten und somit zu Zellschäden. Diese führen dazu, dass die Kapillarpermeabilität steigt und es durch Ödeme zu vermehrtem Plasmaverlust, folglich auch zu steigendem Volumenverlust kommt.

## 10.2. kardiogener Schock

Die Ursache für einen kardiogenen Schock ist ein Versagen der Pumpleistung, beispielsweise infolge eines Myocardschadens, von Rhythmusstörungen oder Klappendefekten.

Primär sinkt das Herzminutenvolumen, was zur Absenkung des Blutdruckes führt. Das löst wiederum die Aktivierung des RAAS und einen erhöhten Sympathicotonus aus. Folglich kommt es zur Vasokonstriktion in der Peripherie und durch das RAAS auch zur Volumenkonservierung.

## 10.3. obstruktiver Schock

Ein obstruktiver Schock wird durch ein intrathorakales Kreislaufhindernis ausgelöst, wie eine Lungenembolie, eine Perikardtamponade oder einen Spannungspneumothorax.

Im Schockverlauf dieser 3 verschiedenen Schockarten kann man 3 Stadien unterscheiden:

1. Zentralisation (Kompensation): Der Körper versucht durch eine Zentralisation des Kreislaufs die Situation zu kompensieren. Dafür werden Catecholamine ausgeschüttet, das RAAS wird aktiviert und ADH wird ausgeschüttet. Dadurch kommt es allerdings zu einer Unterversorgung der Peripherie.
2. Dezentralisation (Dekompensation): Durch die Unterversorgung der Peripherie werden ganze Areale nekrotisch, einerseits durch den Sauerstoffmangel, andererseits wegen der Schädigung durch die Metabolite. Es kommt zur Laktatacidose, was zur Endothelschädigung führt. Die Arteriolen werden dilatiert, um die mangelhaft durchbluteten Areale zu versorgen, allerdings kommt es aufgrund der Gewebeschädigung zur vermehrten Durchlässigkeit des Endothels und somit zum vermehrten Austritt von Plasma ins Interstitium. Das Blut versackt somit in der Peripherie.
3. Multiorganversagen: Durch das Versacken der Flüssigkeit in der Peripherie steht nun nicht mehr genug Blut zur Verfügung, um die Organe zu versorgen. Es kommt zum Multiorganversagen und zum Tod.

## 10.4. Septischer Schock

Dabei sind Pathogene oder deren Toxine, die sich in der Blutbahn befinden, bei gleichzeitigem Zusammenbruch des Immunsystems die Ursache. Es kommt zum systemischen Anstieg von proinflammatorischen Cytokinen, dadurch auch zur Steigerung der Endothelpermeabilität, genauso wie zur Steigerung der Leukocytenemigration ins Gewebe, der Aktivierung der Gerinnungskaskade, wodurch die Gefahr der disseminierten intravasalen Gerinnung besteht. Bei der DIC (disseminierte intravasale Gerinnung) oder Verbrauchskoagulopathie kommt es zum massiven Verbrauch der Gerinnungsfaktoren und anschließendem Mangel davon.

10.5. Anaphylaktischer Schock

Beim anaphylaktischen Schock kommt es zur systemischen Freisetzung von Entzündungsmediatoren, also zur SIRS (s. 10.8.).

10.6. Neurogener Schock

Bei einem neurogenen oder spinalen Schock fällt die zentrale Kreislaufregulation aus, beispielsweise in Folge eines Schädel – Hirn – Traumas, eines Hitzeschlags oder durch Läsionen des Rückenmarks.

Bei den letzten drei Schockarten spricht man auch von distributivem Schockgeschehen. Primär sinkt der periphere Widerstand, infolgedessen versackt das Blut in der Peripherie, es kommt zu einer relativen Hypovolämie und damit zum Absinken des Herzzeitvolumens und des Blutdruckes. Gegenregulatorische Maßnahmen beim septischen und anaphylaktischen Schock, wie die Ausschüttung von ADH, die Aktivierung des RAAS oder Erhöhung des Sympathicotonus greifen nicht, da die Vasodilatation durch die massive Anwesenheit von Entzündungsmediatoren nicht aufgehoben werden kann.

Die starke Vasodilatation bedingt auch, dass hierbei, im Gegensatz zum hypovolämischen, kardiogenen oder obstruktiven Schock, die Peripherie warm ist.

## 10.7. Ischämie – Reperfusionsschaden

Da bei Schockgeschehen sowohl die Makro – als auch die Mikrozirkulation gestört ist, werden Gewebsareale mit Sauerstoff unterversorgt – es kommt also zu Gewebshypoxien durch Ischämie. Gleichzeitig wird natürlich auch Laktat, das nun wegen der Notwendigkeit den Stoffwechsel der Zellen anaerob fortzuführen vermehrt produziert wird, akkumuliert und es kommt zur Laktatacidose. Des Weiteren kommt es durch Energiemangel zu einem Mangel an ATP in dem betroffenen Gebiet, wodurch sich einerseits die Aktivität der $Na^+/K^+$ - ATPase absenkt und es zur Elektrolytansammlung, vor allem von Natrium und Calcium während Kalium ausströmt, in den betroffenen Zellen kommt und andererseits vermehrt Hypoxanthin in den Zellen gebildet wird. Da Wasser den Elektrolyten folgt kommt es zur Schwellung der Zellen und somit führen sowohl der verminderte Sauerstoffpartialdruck als auch die pH – Wert – Absenkung durch die angestaute Milchsäure zur Zellschädigungen und schließlich zu Nekrosen.

Während man früher davon ausgegangen ist, dass eine möglichst schnelle Reperfusion, also eine möglichst schnelle Beseitigung der Ischämie die Schäden in Grenzen hält weiß man heute, dass ein Großteil der Schäden erst bei der Reperfusion entsteht. Das Calcium in den Zellen kann das Enzym Xanthindehydrogenase zu Xanthinoxidase umwandeln, welches durch Oxidation von Hypoxanthin Xanthin herstellt. Dabei entstehen jedoch freie Sauerstoffradikale, wie Superoxidanionen, Hydroxylanionen und Hydrogenperoxid, die beispielsweise durch Lipidperoxidationen Membranen schädigen und Proteine denaturieren. Durch diesen Vorgang kommt es zu mehr Nekrosen als in dem vormals ischämischen Gebiet.

Das alles passiert natürlich auch, wenn kein Schock vorliegt, sondern nur ein kleines Areal von der Blutversorgung abgeschnitten wird.

10.8. Septischer Schock vs. SIRS

Sowohl bei der Sepsis als auch bei der SIRS (Systemic Inflammatory Response Syndrome) kommt es durch eine massive Aktivierung des Immunsystems mit anschließendem Zusammenbruch dessen zum Schockgeschehen. Sie stellen sich also klinisch auf gleiche Weise dar, sind jedoch unterschiedlich zu bekämpfen und da es sich in beiden Fällen um einen lebensbedrohlichen Zustand handelt wird dem behandelnden Arzt das Leben nicht gerade leichter gemacht.

Jeder Erreger, egal ob bakteriell, viral, fungal oder parasitär, sowie auch deren Toxine können eine Sepsis bewirken, wenn sie sich in der Blutbahn befinden. Eine SIRS wird jedoch durch keinerlei Pathogen hervorgerufen, sondern durch beispielsweise Trauma, Blutung, Anaphylaxie, aber auch durch Organerkrankungen wie die akut nekrotisierende Pankreatitis.

Durch eine massive Aktivierung des Immunsystems kommt es zur Ausschüttung von den primären Inflammationsmediatoren TNF$\alpha$ und IL – 1. Darauf folgen sekundäre Inflammationsmediatoren, aber auch antiinflammatorische Stoffe wie IL – 4, IL – 10, IL – 1 Rezeptorantagonisten und lösliche TNF$\alpha$ Rezeptoren. Da jedoch die proinflammatorische Antwort überwiegt kommt es infolge dessen zur Aktivierung des Gerinnungssystems bei gleichzeitiger Hemmung des antikoagulatorischen Systems, was zur disseminierten intravasalen Gerinnung (DIC oder Verbrauchskoagulopathie) führt. Dadurch werden Gerinnungsfaktoren im enormen Ausmaß verbraucht, wodurch es zu einem Mangel direkt danach kommt.

Eine weitere Folge der körperweiten Entzündung ist die Expression von Adhäsionsmolekülen auf den Endothelzellen wodurch Leukocyten aktiviert werden, zum Teil auswandern und zum Teil schon intravasal ihre cytotoxischen Substanzen freisetzen. Es kommt zum respiratory burst, aber nicht nur bei den Pathogenen sondern auch bei den Endothelzellen, was zu Lecks in den Blutgefäßen und zum Austritt von Flüssigkeit in das Interstitium führt. Dies kann zu einer starken Hypovolämie führen und somit einer Verringerung der kardialen Vorlast führen.

Durch die Inflammation wird im gesamten Körper von den Endothelzellen NO produziert, das eine Vasodilatation bewirkt, die wiederum zur arteriellen Hypotension, einer typischen Eigenschaft des septischen Schocks/SIRS, führt. Der Blutdruckverlust sorgt für einen massiv verringerten Gefäßwiderstand, also verkleinerte Nachlast, aber auch für eine Verringerung der Vorlast des Herzens durch einen mangelhaften venösen Rückstrom.

Als weitere, noch nicht vollständig verstandene Komplikation, kann es zur akuten septischen Kardiomyopathie kommen. Diese führt zur massiven Einschränkung der kardialen Pumpleistung durch kardiodepressiv wirkende Cytokine, Reduktion der Sensitivität der Myofilamente für Calcium, mitochondrialer Dysfunktion und metabolischer Veränderungen. Das Herz erhält außerdem durch die zuvor genannten Mechanismen relativ wenig Blut, wodurch sich das Auswurfvolumen zusätzlich verkleinert. Das wiederum verschlechtert die Organperfusion und begünstigt das Multiorgandysfunktionssyndrom (MODS), welches zu einem Multiorganversagen und somit zum Tod des Patienten führt.

Der einzig positive Aspekt der Kardiomyopathie ist, dass sie im Gegensatz zu den üblichen Formen der Kardiomyopathie, reversibel ist wenn der Patient überlebt.

## 11. Puls und Pulsdiagnostik

Die Pulswelle, die bei der Systole durch die Dehnung der Aorta entsteht und sich auf andere Arterien fortsetzt, kann auch noch an peripheren Arterien getastet werden und ist abhängig von der Herzfrequenz, die idealerweise dieselbe ist wie die Pulsfrequenz, vom Schlagvolumen und der Geschwindigkeit des Auswurfes, von der Elastizität der Gefäße und vom peripheren Widerstand.

Zur Pulsbeurteilung werden ein bis zwei Finger auf ein geeignetes Gefäß gelegt und 15 Sekunden lang die Frequenz gezählt. Die Zahl multipliziert mit 4 ergibt die Pulsfrequenz. Das nächste Kriterium ist die Pulsqualität, also die Kraft und Form der Pulswelle. Für die Qualität komprimiert man mit dem Finger das Gefäß und stellt dabei den Kraftaufwand und die Form des Pulses fest. Physiologisch wäre ein kräftiger Puls, er kann jedoch auch schwach, besonders kräftig, träge oder hüpfend sein. Als nächstes werden noch der Rhythmus, die Gleichmäßigkeit und die Spannung des Gefäßes überprüft. Letzteres durch Hin – und Herrollen des Gefäßes und vorsichtiges Eindrücken, wodurch die Elastizität überprüft werden kann.

Der physiologische Befund lautet: Frequenz/min, kräftig, regelmäßig und gleichmäßig, die Arterie ist gut gefüllt und gut gespannt.

## Literatur Herz & Kreislauf

Baumgartner, Walter (Hrsg): *Klinische Propädeutik der inneren Krankheiten und Hautkrankheiten der Haus – und Heimtiere.* 6. Auflage. Stuttgart: Parey 2005.

Cunningham, James G.; Klein, Bradley G: *Textbook of veterinary physiology.* 4. Auflage. Missouri: Saunders Elsevier, 2007.

Engelhardt, Wolfgang von; Breves, Gerhard (Hg): *Physiologie der Haustiere.* 2., völlig neu bearbeitete Auflage. Stuttgart: Enke Verlag, 2005.

Klinge, Rainer: *Das Elektrokardiogramm: Leitfaden für Ausbildung und Praxis.* 8., unveränd. Auflage. Stuttgart [u.a.]: Thieme, 2002.

Silbernagl, Stefan; Despopoulos, Agamemmnon: *Taschenatlas der Physiologie.* 4., überarbeitete Auflage. Stuttgart/New York: Georg Thieme Verlag, 1991.

Websites:
http://www2.hs-esslingen.de/~johiller/phonokardiogramm/herztoene.htm [Stand 2012]

http://www.aerztezeitung.de/kongresse/kongresse2008/duesseldorf2008-medica/article/522262/blutdruck-korrekt-gemessen.html [Stand 2012]

http://de.academic.ru/dic.nsf/dewiki/1451683 [Stand 2012]

http://flexikon.doccheck.com/de/AV-Block_2._Grades#AV-Block_Typ_Mobitz_I_.28Wenckebach-Block.29 [Stand 2016]

http://flexikon.doccheck.com/de/Ventrikuläre_Extrasystole?utm_source=www.doccheck.flexikon&utm_medium=web&utm_campaign=DC%2BSearch [Stand 2016]

http://www.grundkurs-ekg.de/ [Stand 2012]

http://www.grundkurs-ekg.de/rhythmus/ves.htm [Stand 2016]

http://www.hamburger-tierspital.de/facharztpraxis/herz/33-phonokardiogramm [Stand 2012] http://www.imedo.de/medizinlexikon/einthoven-dreieck [Stand 2012]

http://kardiologie.uki.at/page.cfm?vpath=kardiologische_ambulanz/rhytschrittambulanz/beschwerden/tachykardie [Stand 2012]

http://www.msd-tiergesundheit.de/news/fokusthemen/bluthochdruck_katze/doppler_ultraschall.aspx [Stand 2012]

http://www.oocities.org/seeg32/spez/ekg.pdf [Stand 2012]

http://www.thieme.de/detailseiten/musterseiten/pdf/9783131449818_158_167.pdf [Stand 2012]

http://universal_lexikon.deacademic.com/89039/Herzblock [Stand 2012]

**verglichen mit den aktuellen Vorlesungsunterlagen der Physiologie (VO 119 601)**